Kliniktaschenbücher

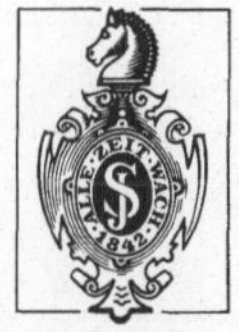

H.-J. Bandmann S. Fregert

Epicutantestung

Einführung in die Praxis

Zweite, überarbeitete Auflage

Im Namen der
International Contact Dermatitis Research Group

H.-J. Bandmann, München, West-Deutschland
C. D. Calnan, London, England
E. Cronin, London, England
S. Fregert, Lund, Schweden
N. Hjorth, Kopenhagen, Dänemark
J.-M. Lachapelle, Louvain, Belgien
H. I. Maibach, San Francisco, Calif., USA
K. E. Malten, Nijmegen, Holland
C. L. Meneghini, Bari, Italien
V. Pirilä, Helsinki, Finnland
D. S. Wilkinson, High Wycombe, England

Springer-Verlag
Berlin Heidelberg New York 1982

Professor Dr. Hans-Jürgen Bandmann
Dermatologische und Allergologische Abteilung des
Städtischen Krankenhauses München-Schwabing
Akademisches Lehrkrankenhaus, Kölner Platz 1, 8000 München 40

Professor Dr. Sigfried Fregert
University of Lund, Department of Occupational Dermatology,
University Hospital, S-22185 Lund, Sweden

Mit 6 Abbildungen und 23 Tabellen

ISBN-13: 978-3-540-11841-1 e-ISBN-13: 978-3-642-95416-0
DOI: 10.1007/978-3-642-95416-0

Cip-Kurztitelaufnahme der Deutschen Bibliothek. Bandmann, Hans-Jürgen:
Epicutantestung: Einf. in d. Praxis/H.-J. Bandmann; S. Fregert. Im Namen d. Internat.
Contact Dermatitis Research Group. – 2., überarb. Aufl. – Berlin; Heidelberg; New
York; Springer, 1982 (Kliniktaschenbücher)
Engl. Ausg. u. d. T.: Fregert, Sigfrid: Patch testing
ISBN-13: 978-3-540-11841-1

NE: Fregert, Sigfrid:

2127/3140-543210

Inhaltsverzeichnis

Danksagung

Die Autoren danken Schwester Eva Mutzeck für die Mitarbeit bei der Prüfung der Testsubstanzen, Frau Gerti Lorenz für die Anfertigung des Schreibmaschinenmanuskripts, Frau Dr. med. Gisela Bruckmayer für die Hilfe beim Korrekturlesen und die Erstellung des Sachregisters.

1 Allgemeine Vorbemerkungen

1.1 Einleitung

Die Epicutantestung wird mittels der Läppchenprobe, beziehungsweise der Photoläppchenprobe durchgeführt, um die Diagnose einer allergischen oder einer photoallergischen Kontaktdermatitis zu bestätigen und deren Ätiologie zu klären (andere diagnostische Möglichkeiten s. Tabelle 1). Doch die Läppchenprobe allein kann die Nosogenese und Ursache der individuellen Erkrankung nicht bestimmen. Dazu sind Amnanese, klinischer Befund und häufig auch die Katamnese an Hand der erhaltenen Testergebnisse notwendig.
Relativ viele der in dermatologischen Kliniken und Hautarztpraxen beobachteten Krankheiten sind Kontaktdermatitiden (5–15%). Deshalb gelangt die Läppchenprobe häufig zur Anwendung. Wenn man verwendbare Resultate erhalten will, sollte sie sorgfältig ausgeführt und in ihrer Technik keineswegs willkürlich modifiziert werden. Der Untersuchende hält sich am besten strikt an eine standardisierte Testtechnik, um die Möglichkeiten und Grenzen der Methode genau kennenzulernen. Die Interpretation der jeweils vorliegenden epicutanen Testreaktion erfordert besondere Erfahrungen und Kenntnisse. Der Testarzt muß die Chemie und Pharmakologie der angewandten Testsubstanzen kennen.
Das vorliegende Taschenbuch beschäftigt sich nur mit *der Methode* der Epicutantestung, die verwendet wird, um eine Kontaktallergie oder Photokontaktallergie zu beweisen. Die Allergiebereitschaft irgendeines Patienten an sich kann mit ihr nicht vorausgesagt werden. Die im Text angewandte *Terminologie* entspricht den Empfehlungen der International Contact Dermatitis Research Group (ICDRG). Die Begriffe Dermatitits und Ekzem werden deshalb synonym gebraucht.

1.2 Geschichte

Die Läppchenprobe wurde von Jadassohn erdacht. 1895 testete er einen Syphilitiker, welcher mit einer Quecksilbersalbe behandelt worden war und danach einen Ausschlag entwickelt hatte. Er applizierte ein quecksilberhaltiges Pflaster auf den Oberarm des Patienten und fand, daß sich danach eine Reaktion vom Handgelenk über die Schulter bis zur Brust ausgedehnt hatte. Diese anormale Reaktion Quecksilber gegenüber wurde in der damaligen Zeit als Idiosynkrasie bezeichnet. Der Begriff Allergie wurde erst 1906 von Pirquet geprägt. Entsprechende Reaktionen hatte man schon nach der lokalen Anwendung chinin-, jodoform- oder quecksilberhaltiger Präparate beobachtet, aber bei keinem der betroffenen Patienten war eine Testung durchgeführt worden, um festzustellen, ob sie anormal gegenüber einer der betreffenden Substanzen reagierten.
Der Begriff Patch-Test wurde 1916 von Cooke vorgeschlagen. Bloch, Zürich, entwickelte die Methode weiter und führte eine Standardtestserie mit 7 Substanzen ein. Bei diesen Substanzen handelte es sich um Terpentin, Formaldehyd, Arnicatinktur, Sublimat, Chinin, Jodoform und Primula obconica. Einige der Teststoffe werden heute als fakultativ toxische Substanzen angesehen werden. Man nennt die Epicutantestung auch Jadassohn-Blochsche Läppchenprobe.

1.3 Prinzip der Epicutantestung

Der Zweck der Epicutantestung ist es, Kontaktallergien aufzuklären. Die Testung wird folgendermaßen ausgeführt: Als Ekzematogene (Kontaktallergene) verdächtige Substanzen werden standardisiert auf die normale Haut gebracht. Falls dort eine umschriebene Ekzemreaktion ausgelöst wird hat die getestete Person wahrscheinlich eine Kontaktallergie gegenüber der getesteten Substanz.
Gegebenenfalls reagiert zwar die gesamte Haut kontaktallergisch, aber nur bestimmte Regionen sind für eine Epicutantestung geeignet. Mehrere Testsubstanzen können gleichzeitig aufgebracht werden. Als Experiment reproduziert die Läppchenprobe nicht vollkommen den wirklichen Kontakt, den der Patient in seiner eigentlichen Umgebung hatte. Dort kann die Art der Exposition die percutane Absorption der fraglichen Substanzen erleichtern.

Tabelle 1. Epicutantestung als Mittel der Diagnostik verschiedener allergischer Dermatosen (ohne Kontakturtikaria)

Dermatose	Reaktion nach	Reaktionsmorphe	Bemerkungen
Allergische Kontaktdermatitis	Tagen	Dermatitis	–
Hämatogene Kontakt dermatitis	Tagen	Dermatitis	–
Photoallergische Kontaktdermatitis	Tagen	Dermatitis	s. Kapitel 6
Fixes Arzneimittelexanthem	Stunden/ Tagen	Erythem (Blase)	Testung nur im Bereich eines abgeheilten Herdes
Progressive pigmentäre haemorrhagische Dermatose	Tagen	Purpura Dermatitis	Fast nur durch Carbamidverbindungen
Kleinfleckiges erythematöses Arzneimittelexanthem	Tagen	Erythem	Unzuverlässige Ergebnisse

Um die Absorption der Testsubstanzen zu begünstigen, werden sie während der Epicutantestung unter Okklusivbedingungen aufgebracht. Die Kontaktallergie schwankt in ihrer Intensität individuell. Um eine positive Reaktion hervorzurufen, muß der Schwellenwert der Sensibilität überschritten werden. Die Absorption erfolgt durch die angewandte Testtechnik und andere Bedingungen zur Zeit der Testung (Temperatur, Feuchtigkeit, Jahreszeit) recht unterschiedlich. Deshalb erlaubt die Epicutantestung auch nur annähernd die Feststellung einer Kontaktallergie, welche nicht dem Alles-oder-nichts-Gesetz gehorcht. So kann die Testreaktion bei einem Patienten negativ sein, bei welchem die gleiche Substanz in hoher Konzentration oder bei langer Expositionszeit in seiner natürlichen Umgebung eine allergische Kontaktdermatitis hervorruft.

Andererseits kann eine Testreaktion positiv ausfallen, während der klinische Kontakt zu kurz, beziehungsweise das Allergen in einer zu geringen Konzentration vorhanden war, um eine Kontaktdermatitis hervorzurufen. Das Aussehen einer epicutanen Testreaktion kann sich erheblich von dem Bild der natürlich hervorgerufenen Kontaktdermatitis unterscheiden. So kann sich die letztere durch Phasenverschiebung oder durch zusätzliche chemische und physikalische Faktoren verändert haben.

1.4 Indikationen

Nicht alle Dermatologen halten die Vornahme einer Epicutantestung in gleicher Weise für indiziert. Einige sind der Ansicht, daß sie mit ihr keine über Anamnese und Untersuchung der Patienten hinausgehenden Ergebnisse erzielen, während andere sie nicht nur bei Verdacht auf Vorliegen einer Kontaktallergie anwenden, sondern fast jeden Patienten mit der Diagnose Ekzem testen.

Der Umfang der durchgeführten Epicutantestung hängt von der Ansicht des einzelnen über den Wert der erhaltbaren Informationen ab. Diese müssen gegenüber dem Risiko einer eventuellen Sensibilisierung durch die Läppchenprobe selbst abgewogen werden. Deshalb schwankt die absolute und relative Zahl positiver kontaktallergischer Testreaktionen in den verschiedenen Testlaboratorien erheblich. So hängt sie davon ab, ob ein Standardtest verwendet wird oder nicht. Sie schwankt auch infolge der verschiedenartigen Zusammensetzung der Testsubstanzen in solchen Standardtestserien; sie ist von der Sorgfalt abhängig, mit welcher eine Anamnese erhoben wurde und den weiteren Substanzen, welche auf Grund dieser in einem Ergänzungstest zur Anwendung gelangen.

Folgende Regeln für die Indikation einer Epicutantestung werden empfohlen:

Bei Verdacht auf Vorliegen einer allergischen Kontaktdermatitis ist eine Epicutantestung dann indiziert, wenn deren Ursache unbekannt oder unsicher ist.

Falls Anamnese und Untersuchung ziemlich sichere Hinweise auf ein besonderes gut bekanntes Kontaktallergen liefern, mag die Indikation für die Epicutantestung als fraglich angesehen werden. Das kann z. B. der Fall sein, wenn man typische Ekzembilder nach bekanntem Kontakt mit Primula obconica oder Giftefeu sieht und eine schnelle Abheilung beobachtet. Doch wenn der klinische Verlauf sich nach einem solchen an sich bekannten Kontakt verlängert, kann die Epicutantestung dennoch indiziert sein, selbst wenn das eine oder andere Allergen als Hauptursache der vorliegenden Dermatitis als sicher anzunehmen ist. Eine gleichzeitig bestehende, jedoch weniger augenscheinliche Kontaktallergie kann den Heilungsprozeß verzögern. Immerhin muß man auch daran denken, *daß der klinische Eindruck die Diagnose verfälschen kann.*

Viele Fälle allergischer Kontaktdermatitis werden zunächst nicht als solche diagnostiziert. Die Anamnese braucht keinen Hinweis für irgendein auslösendes Kontaktallergen zu geben. Das gilt besonders für ubiquitär vorkommende Ekzematogene, mit denen jedermann täglich in Berührung kommen kann, z. B. für Chromat, Nickel, Gummichemikalien, Farb- oder Duftstoffe. Nicht immer ist das *klinische Bild* so typisch wie bei einer Nickeldermatitis, welche sich unter dem Verschluß eines Büstenhalters ausgebildet hat. Die entsprechenden Läsionen können morphologisch durch aufgepfropfte, obligat reizende Substanzen oder konkomittierende andere Kontaktallergene, wie bei zahlreichen Fällen von *Handekzemen* abgewandelt sein. Sie können aber ebensogut durch Therapie oder durch Spontanheilung verändert werden.

Die allergische Kontaktdermatitis kann durch andere Ekzemtypen maskiert werden. So kann das Zementekzem unter dem Bild einer *atopischen Dermatitis* oder eines *nummulären Ekzems* auftreten. Die Primula-obconica-Dermatitis kann eine *seborrhoische Dermatitis* nachahmen. Die Erfahrung zeigt, daß eine *atopische Dermatitis* oder ganz besonders eine *Unterschenkeldermatitis* durch eine Kontaktallergie gegenüber Lokaltherapeutika kompliziert wird. Die Kontaktallergie durch eine Reihe von Azoverbindungen enthaltenden Entwicklern kann eine *lichenoide Dermatitis* hervorrufen; Gummichemikalien, besonders solche in Autoreifen und -schläuchen, imitieren gelegentlich eine Tinea palmarum.

Man wird eher eine Indikation zur Epicutantestung als gegeben betrachten, wenn der Kontakt mit dem verdächtigen Allergen unvermeidbar zu sein scheint, besonders wenn ein Berufswechsel oder gutachterlich zu ziehende Konsequenzen vom Testresultat abhängen. Dasselbe trifft zu, falls das Allergen schwierig zu meiden ist und beispielsweise dichromatfreie Lederschuhe oder nichtallergene Strümpfe erforderlich würden.

Die Gefahr einer *Sensibilisierung infolge der Epicutantestung* durch bestimmte Substanzen, z. B. Chlorpromazin, sollte beachtet und gegenüber der Notwendigkeit, eine Testung durchzuführen, abgewogen werden. Wird eine Epicutantestung als indiziert angesehen, sollte die Untersuchung *sowohl Standardtestserie, Testblöcke und zusätzliche Testungen,* welche sich anamnestisch ergeben, einschließen. Gelegentlich kann man bei typischen Kontaktdermatitiden durch Pflanzen, Lokaltherapeutika, Kosmetika oder Berufsstoffe von der Applikation eines Standardtests absehen. Falls dann die verdächtigen Allergene nur negative Resultate ergeben, und die Dermatitis weiter besteht, sollte die übliche Standardtestung nachträglich durchgeführt werden. Indikationen für die belichtete Läppchenprobe siehe Abschnitt 6.

1.5 Kontraindikationen

Eine bestehende *akute oder generalisierte Dermatitis* ist eine relative Kontraindikation. Sie kann aufflammen oder unspezifische Testreaktionen auslösen. *Der Testort muß wenigstens 14 Tage,* besser einen Monat, *frei von ekzematösen Erscheinungen sein.*
Keine Anwendung für die routinemäßige Epicutantestung sollten folgende Substanzen finden: *Ätzstoffe* und Substanzen, bei welchen *eine systemisch wirkende Resorption* zu erwarten ist, besonders Pesticide oder nicht näher bekannte Substanzen aus Forschungslaboratorien, die dort Hauterscheinungen hervorgerufen haben.
Allergische Testreaktionen werden durch eine systemische Behandlung mit weniger als 15 mg Prednisolon pro Tag nicht unterdrückt. Antihistamine verhindern epicutane Testreaktionen grundsätzlich nicht. Aus psychologischen und forensischen Gründen sollten Schwangere nicht getestet werden. Ein späterer Abort wird möglicherweise auf die Testung zurückgeführt oder der Wunsch nach einer Interruptio mit einer angenommenen Schädigung durch die Testung begründet.

2 Testtechnik

2.1 Grundregeln

Dic *zur Testung ausgewählten Stoffe* sind auf eine die normale Haut nicht reizende Konzentration zu verdünnen. Dies geschieht durch deren Inkorporation in ein geeignetes Vehikel. Eine so zubereitete Testsalbe oder Testlösung wird auf ein Testläppchen aufgebracht, welches aus einem Scheibchen Filterpapier oder Cellulose besteht, das man mit einer undurchlässigen (impermeabilen) Schicht bedeckt. Beides zusammen *wird auf die Haut aufgebracht* und dort durch ein *okklusiv wirkendes Testpflaster* fixiert. Die *Expositionszeit beträgt 2 Tage.* Danach wird das Testpflaster entfernt und die erste *Ablesung vorgenommen.* Die zweite, diagnostische Ablesung erfolgt frühestens 3 Tage (= D3) nach Beginn der Exposition. Alle Ergebnisse der Ablesungen werden protokolliert. Im einzelnen wird folgendes empfohlen:

2.2 Testsubstanzen

Testsubstanzen, welche für einen Standardtest oder für routinemäßig einsetzbare Testblöcke verwandt werden, sollten in ihrer chemischen Zusammensetzung bekannt und möglichst rein sein. Testsubstanzen wie z. B. Perubalsam oder Teere, deren Zusammensetzung schwankt und nicht vollständig bekannt ist, müssen in größeren Mengen beschafft werden, so daß sie die Bedürfnisse des Testlaboratoriums für einige Jahre befriedigen und Fehler, welche durch verschiedenartige Zusammensetzungen gegeben sind, möglichst vermieden werden. Eindeutig definierbare Testsubstanzen wie Metalle und Medikamente sollten den Reinheitsgrad *„pro analysi"* besitzen. Andererseits können Gummichemikalien mit einem *technischen Reinheitsgrad* verwendet werden, auch weil beispielsweise das eigentliche Allergen in p-Phenylendiamin-Derivaten unbekannt ist. Neben den in der Standardtestserie und in Routine-Testblöcken verwandten Substanzen sollte jedes Testlaboratorium über eine Sammlung anderer deklarierter Substanzen verfügen, welche für Ergänzungstests (Tabelle 23) gebraucht werden können.

Technische Produkte, Kosmetika und Medikamente können für Testzwecke zur Verfügung stehen. Doch ist es besser, die vom Patienten mitgebrachten Produkte zu verwenden, um irgendwelche Unterschiede in der Zusammensetzung zu vermeiden, welche durch eine verschiedene Art der Fabrikation, der Rezeptur oder durch Lagerung gegeben sein können. Wenn die eigentlichen Allergene bekannt sind, wie in manchen Medikamenten oder Kosmetika und möglicherweise auch in einigen Berufsnoxen, so sollten diese selbst für die Testung im Labor zur Verfügung gehalten werden.

Die meisten Testsubstanzen, gleich ob analytischen oder technischen Reinheitsgrades, können durch den Handel bezogen werden.

Eine Reihe von Testsubstanzen werden in der richtigen Konzentration und in einem geeigneten Vehikel als Fertigpräparate angeboten (Tabelle 23). Einige untereinander verträgliche Substanzen können als *Mischungen* angewandt werden (Tabelle 8). Manche vom Patienten mitgebrachte Stoffe *muß man zunächst* in recht unterschiedlicher Weise *präparieren:*

Feste Stoffe, z.B. Kunststoffe, Leder, Holz oder Borken können durch einen unregelmäßigen und ungewöhnlichen Druck während der Testung falsch positive Reaktionen hervorrufen. Dies wird vermieden, wenn sie pulverisiert zur Anwendung gelangen. Dazu kann man eine Säge, einen elektrischen Bohrer oder eine Feile zu Hilfe nehmen.

Man verwendet einen scharfen Löffel, um Proben verschiedener Teile von Schuhen und Stiefeln zu gewinnen. Feines Material, wie beispielsweise Gummi, kann in sehr dünne Scheiben, und Textilien, so wie sie sind, aufgebracht werden. Alle festen Teststoffe sollte man mit Wasser anfeuchten. *Pflanzen,* welche der Patient mitbringt, muß er getrennt in Aluminiumfolien einwickeln, damit keine wechselseitige Kontamination erfolgt. Für Patienten, bei welchen eine Testung mit

Primula obconica erforderlich gehalten wird, verwendet man am besten fertigpräparierte Testläppchen mit reinem Primin in entsprechender Verdünnung, welche in Aluminiumfolie verpackt geliefert werden. Ätherextrakte von Primeln und Becherprimeln selbst sind wegen der Gefahr einer Sensibilisierung durch die Testung möglichst nicht zu verwenden. Blätter, Blumen und Stiele kann man zum Testgebrauch in dünne Scheibchen schneiden.

Manchmal können *saure und alkalische Verbindungen* testfähig gemacht werden, indem man sie mit Natronlauge (0,1–0,01 N), mit Soda oder mit Salzsäure (1–0,1 N), bzw. Essigsäure neutralisiert. Man kann dazu aber auch eine gepufferte Lösung verwenden.

Eine Reihe von Produkten wie Nagelpolituren und Haarlotionen sollten nur dann zur Testung gelangen, wenn *alle reizenden Lösungsmittel zuerst entfernt worden sind.* Dies kann durch deren Verdunstung bei Zimmertemperatur, bei höheren Temperaturen (50–80° C), im Sandbad oder im Vakuum geschehen.

Extrakte, welche mit Aceton oder absolutem Alkohol bei höheren Temperaturen (50–80° C) im Sandbad für 15–30 min aus Materialien wie Textilien, Gummi, Schuhoberleder oder -sohlenmaterial, Pflanzen und entsprechenden anderen angefertigt werden, können dann nützlich sein, wenn die Testung mit dem Ausgangsmaterial erfolglos geblieben ist oder vermieden werden sollte.

2.3 Testvehikel

Viele Substanzen, Mischungen oder reine Produkte sind nicht für die direkte Epicutantestung geeignet, weil sie an sich hautreizend sind. Deshalb müssen sie in einem geeigneten Vehikel entsprechend verdünnt werden. Manche Substanzen sind in *Wasser* löslich, z. B. Metallsalze und Formaldehyd. Andere Substanzen lösen sich in *absolutem Äthylalkohol, Aceton, Iso-butylketon, Methyläthylketon, Butyl- oder Äthylacetat, Olivenöl oder flüssigem Paraffin.* Lösungsmittel wie Chloroform, Chlorkohlenwasserstoffe, Benzol, Toluol, Terpentinöl, Schwefelkohlenstoff und Erdölprodukte (Benzol, Benzin) sind an sich hautreizend und dürfen deswegen nicht als Vehikel verwandt werden. Manchmal ist es notwendig, daß dennoch ein ursprünglich reizendes Lösungsmittel für Klebstoffe und Kunststoffe zur Anwen-

dung gelangen muß. Eine solche Lösung muß dann gegebenenfalls mit anderen Vehikeln wie Olivenöl entsprechend verdünnt werden. Lanolin (Eucerin und Wollfettalkohole) eignet sich nicht als Vehikel, denn relativ viele Patienten sind gegen dies sensibilisiert. Der Verdünnungsgrad von Substanzen, welche mit organischen Lösungsmitteln verdünnt wurden, ist nicht immer konstant. Ihre Konzentration kann während der Lagerung infolge einer Verdunstung des Vehikels zunehmen. Außerdem neigen in ihnen eine Reihe von Substanzen zur Umsetzung durch Oxydation. Seit einigen Jahren wird deshalb *gelbe oder gereinigte weiße Vaseline* als Testvehikel empfohlen, damit eine derartige Wirkung vermieden und gleichzeitig die im Allgemeinen erwünschte Okklusion gewährleistet wird. Vaseline als Testvehikel hat eine weitverbreitete Anwendung gefunden und man glaubt, dadurch zu besser verwendbaren Testresultaten gekommen zu sein. Weiße, gebleichte Vaseline ist dagegen nicht zu empfehlen, weil sie gelegentlich hautreizend wirken kann.
Die Testsubstanzen sollten zuerst in einem Mörser aus Porzellan oder Steingut zerrieben und dann in eine Mulde eingebracht werden, welche man in einer abgewogenen Menge Vaseline in einem Glasgefäß gebildet hatte. Ein paar Tropfen eines geeigneten allergenfreien Lösungsmittels müssen hinzugefügt werden. Um eine sichere Verteilung der Mischung zu gewährleisten, wird das Ganze etwa 5 min lang mit einem Glasstab durchgerührt. Das *Abwiegen der Vaseline* ist ziemlich mühselig. Es kann dadurch erleichtert werden, daß man sie zuerst schmilzt und anschließend mittels eines Glastrichters in Polypropylen- oder Polyäthylen-Injektionsspritzen oder Aluminiumtuben eingießt (Abb. 1). 10 g entsprechen ungefähr 12 ml. (Man kontrolliere jedoch die in Frage kommende Vaseline!) Eine geeignete Menge Vaseline kann gelagert und die jeweils erforderliche Menge in das Meßgefäß eingebracht werden. Die Vaseline sollte man nach Einbringung der Testsubstanz nicht mehr schmelzen.

2.4 Lagerung

Organische Substanzen sollten in versiegelten Packungen, wenn nötig im Eisschrank, sonst in einem gut belüfteten Regal gelagert werden. Hygroskopische Substanzen sollte man zusammen mit wasserabsor-

bierenden Substanzen (normalerweise Silikatgel) aufbewahren. Das gleiche ist für bestimmte Medikamente zu empfehlen. Substanzen, welche durch Lichtexposition in ihrer chemischen Zusammensetzung verändert werden können, müssen in *farbigen Gläsern* aufbewahrt werden.
Von Patienten mitgebrachtes Material hebt man in Polyäthylen-Beuteln mit Etiketten auf, welche Namen und eine entsprechende Registriernummer tragen. Wäßrig oder organisch gelöste Substanzen müssen alle 2–4 Wochen erneuert werden, denn bei ihnen besteht die Gefahr der Verdunstung und der dadurch möglichen Konzentrationserhöhung. Lösungen werden am besten in Glasgefäßen mit Glaspipetten aufbewahrt. Gummihütchen für diese sollte man nicht verwenden, damit die Lösungen nicht durch Gummichemikalien kontaminiert werden können. Testsalben aus Vaseline bewahrt man am besten in 10 ml *Polypropylen- oder Polyäthylen-Einmal-Spritzen* ohne Gummistempel auf. Die meisten der fertigen Testsalben können dann über ein Jahr gelagert werden. Es empfiehlt sich, alle fertigen Testsalben und Testlösungen *im Dunkeln aufzubewahren.*

2.5 Konzentration

Die Konzentration der Testsalben ist für die Resultate der Testung von grundlegender Bedeutung. Zu hohe Konzentrationen können falsch positive Reaktionen (S. 33) hervorrufen und zudem eine Sensibilisierung durch die Läppchenprobe selbst herbeiführen. Wenn andererseits die Testkonzentration zu niedrig ist, kann eine falsch negative Reaktion vorgetäuscht werden (S. 30). Außerdem ist die richtig gewählte Konzentration nicht nur von der Substanz, sondern ebenso von dem Vehikel und von dem verwendeten Testpflaster abhängig: die verwendete Konzentration muß niedriger sein, wenn durch Testpflaster und Vehikel eine komplette Okklusion gegeben ist.
Nicht allergische Reaktionen gegenüber in Standardtesten verwandten Substanzen sind selten. Aber Substanzen, welche nur von Zeit zu Zeit gebraucht werden, können durchaus solche Reaktionen hervorrufen. Dennoch muß man auch daran denken, daß selbst Standardtestsubstanzen, die in routinemäßig gebrauchten Konzentrationen

gewöhnlich keine toxischen Reaktionen hervorrufen, *unter gewissen Umständen bzw. bei einigen Individuen falsch positive oder nicht in der Lage sind Reaktionen auszulösen (falsch negative Reaktionen).*
Die Wahl der richtigen Testkonzentrationen im Verhältnis zu einer bestimmten Testtechnik ist deshalb immer ein Kompromiß. Systematische Untersuchungen zur Prüfung der am besten geeigneten Testkonzentration mit verschiedenen Vehikeln und Testmaterialien sind noch nicht an einem ausreichend großen Material durchgeführt worden. Deshalb muß die klinische Erfahrung, selbst wenn sie gelegentlich in die falsche Richtung weisen kann, die anzuwendende Testkonzentration mitbestimmen.
Die Wahl der Konzentration unbekannter Substanzen und Produkte besonders von Berufsnoxen, ist schwierig. Infolge der relativ großen individuellen Schwankungsbreite der Hautempfindlichkeit ist es, um reizende Testkonzentrationen zu vermeiden, erforderlich, mindestens 20 gesunde, freiwillige Kontrollpersonen zu testen. Für praktische Zwecke ist das im allgemeinen unmöglich und man wird immer mit dem Risiko einer Sensibilisierung durch die Epicutantestung unbekannter Substanzen konfrontiert. Ratsamer scheint es manchmal *erst einen offenen Epicutantest mit verschiedenen Testkonzentrationen vorzunehmen.* Geeignete Konzentrationen für viele Substanzen liegen zwischen 0,1–2% bei dem gewöhnlichen, unter Okklusionsbedingungen erfolgenden Epicutantest. Die meisten Medikamente und Kosmetika können, wie sie sind, getestet werden. Aber man denke daran, daß dadurch das Risiko einer falsch negativen Reaktion gegeben ist.

Tabelle 2. Empfehlung für einen Standardtest durch die ICDRG, die NACDG und modifiziert für West-Deutschland

Empfehlung *Testsubstanz*	%	ICDRG[a]	NACDG[a]	Westdeutschland[a]
1. Aethylendiamindihydrochlorid	1	+	+	–
2. Benzocain	5	–	+	+
3. p-tertiäres Butylphenol-Formaldehyd Kunstharz	1	+	+	+
4. Carba-Mix	3	+	+	–
5. Cain-Mix	7	+	–	–

Tabelle 2 (Fortsetzung)

Empfehlung *Testsubstanz*	%	ICDRG[a]	NACDG[a]	West-deutsch-land[a]
6. Cetylstearylalkohol	20	–	–	+
7. Chinoform	5	+	–	+
8. Dichromat (Kalium)	0,5	+	+	+[b]
9. Duftstoff-Mix	16	+	+	–
10. Epoxidharz	1	+	+	+
11. Eucerin	100	–	–	+
12. Formaldehyd	2	+[c]	+[c]	+
13. Imidazolidinyl-Harnstoff	2	–	+	–
14. Kobaltchlorid	1	+	–	+[d]
15. Kolophonium	20	+	+	+
16. Lanolinalkohole	30	+	+	+[e]
17. Mafenid	10	–	–	+
18. Mercaptobenzothiazol	1	–	+	–
19. Mercapto-Mix	1	+	+	–
20. Neomycinsulfat	20	+	+	+
21. Nickelsulfat	5	+	+[f]	+[f]
22. Paraben-Mix	15	+	+[g]	+[h]
23. Perubalsam	25	+	–	+
24. p-Phenylendiamin	1	+	+	+
25. PPD-Mix	0,6	+	+	–
26. Phenylisopropyl PPD	1	–	–	+
27. Quarternium 15	2	–	+	–
28. Quecksilberammonium-chlorid	1	–	+	–
29. Tetramethylthiuramdisul-fid	1	–	–	+
30. Thiomersal	0,1	–	+	–
31. Thiuram-Mix	1	+	+	–

[a] *ICDRG,* International Contact Dermatitis Research Group; *NACDG,* North American Contact Dermatitis Group
Westdeutschland = Empfehlung von H.-J. Bandmann und K. H. Schulz
+, In der Empfehlung enthalten
–, Nicht empfohlen

[b] Zusätzlich wird die Testung von 0,1% Kaliumdichromat empfohlen, um ggf. die differentialdiagnostische Entscheidung allergisch/toxisch zu erleichtern

[c] In wäßriger Lösung

[d] Auch Kobaltsulfat 2,5%

[e] Auch adeps lanae 30%

[f] Anstatt dessen 2,5%

[g] Anstatt dessen auch 12% (je 3% Methyl-Aethyl-Propyl- und Benzylester)

[h] Anstatt dessen auch 10% (je 5% Methyl- und Propylester)

2.6 Auswahl-Standardtest (Vorschläge)

Obwohl tausende von Substanzen als Kontaktallergene beschrieben worden sind, wird die überwiegende Zahl der Fälle einer allergischen Kontaktdermatitis nur durch 20 bis 30 Substanzen ausgelöst. Bei einigen Patienten, welche an einer allergischen Kontaktdermatitis leiden, kann von vornherein ein bestimmtes Allergen als Ursache angenommen werden. Aber andere Substanzen kommen praktisch ubiquitär vor, so daß nahezu jedermann im täglichen Leben mit ihnen Kontakt hat. Es ist deshalb schwer, sie als aktuelle Allergene zu entdecken, wenn man sich lediglich an die Anamnese der Patienten hält. Nur einige wenige Fälle von allergischer Kontaktdermatitis sind so typisch, daß sie durch ihr klinisches Bild diagnostiziert werden können. Deshalb ist die Anwendung eines *Standardtestblockes* (Tabelle 2, 4) in vielen Ländern mehr und mehr üblich geworden. Die meisten der Standardtestsubstanzen kommen in allen Industriestaaten vor. Ihre *Auswahl muß sich immer lokalen Gegebenheiten anpassen* und besondere Berufsnoxen, Medikamente und Pflanzen berücksichtigen. Tabelle 2 führt die von der ICDRG, der NACDG (North American Contact Dermatitis Group) und von Bandmann und Schulz (in Hinblick auf West-Deutschland) für einen Standard-Testblock empfohlenen Substanzen auf. Sie unterscheiden sich nicht sehr voneinander. Nur werden für West-Deutschland Monosubstanzen gegenüber den Test-Cocktails (Mix) bevorzugt. Reaktionen auf diese Monosubstanzen

Tabelle 3. Unterschenkelekzem-Testblock. Testvehikel: Vaseline (ohne Nr. 8)

Nr.		%
1	Neomycinsulfat	20
2	Chlorjodhydroxychinolin	5
3	Benzocain	5
4	Lanolinalkohole	30
5	Perubalsam	25
6	Chlorchinaldol	5
7	Parabene (Cocktail)	15
8	Eucerin. anhydric.	100
9	Kolophonium	20
10	Gentamycinsulfat	20
11	Lanette O	30

werden allerdings auch als Indikatoren für Allergien gegen bestimmte Stoffgruppen angesehen. Zur Reihenfolge und Anordnung der Testsubstanzen auf den Testpflastern bzw. dem Testort (s. Tabelle 4). Diese Sequenz ist so gewählt, daß Stoffe, welche einer Gruppe angehören oder welche in Folge einer Kopplungsallergie gleichzeitig reagieren können weder horizontal noch vertikal benachbart sind. So soll eine unmittelbare wechselseitige Beeinflussung eventueller Reaktionen, welche die Ablesung stören könnte, vermieden werden. Die in den verschiedenen Standardtestblöcken empfohlenen Substanzen werden in Kapitel 8 geschildert. Es kann sich empfehlen, einen eigenen Standard-Test nach örtlichen Gegebenheiten zu ergänzen oder einzelne Testsubstanzen zu ersetzen. *Nur einen Standardtestblock anzuwenden, reicht nicht aus. Die Epicutantestung muß ergänzend Substanzen einschließen, welche die Anamnese des Patienten erwähnt.* Manchmal ist es nützlich, einen zusätzlichen Testblock aufzukleben, beispielsweise einen Testblock für Unterschenkelekzeme (Tabelle 3).

2.7 Testpflaster (Al-Test)

Das *Testpflaster,* auf welches die Testsubstanz aufgebracht wird, sollte aus einem scheibenförmigen Filterpapier bestehen, welches Lösungen absorbieren kann (Absorptionsschicht), auch wenn das nicht für Testsalben aus Vaseline notwendig ist. Alle Filterpapiere sollten gleich groß sein, d.h. beispielsweise 1 cm Durchmesser haben. Um eine möglichst gute Okklusion zu gewährleisten und um zu verhindern, daß Substanzen von dem Filterpapier aus das eigentliche Heftpflaster verschmutzen, muß die Filterpapierscheibe mit einem größeren Stück aus Material, welches undurchlässig gegenüber Wasser und organischen Lösungsmitteln ist, bedeckt werden (Isolierschicht). Dazu kann Cellophan und Cellulose-Acetat nicht verwendet werden. Die bedeckende isolierende Schicht sollte chemisch inert sein und keine Chemikalien enthalten, welche Hautreaktionen irgendeiner Art hervorrufen können. Als geeignetes Material kann Al-Test angesehen werden, eine mit antioxydansfreiem Polyaethylen beschichtete Aluminiumfolie (Abb. 1). Es ist günstig, daß diese Folie nicht transparent ist; so kann man sie auch für belichtete Läppchenproben verwenden. Die Scheibe des Filterpapiers sollte auf die Isolierschicht geheftet, aber nicht geleimt sein.

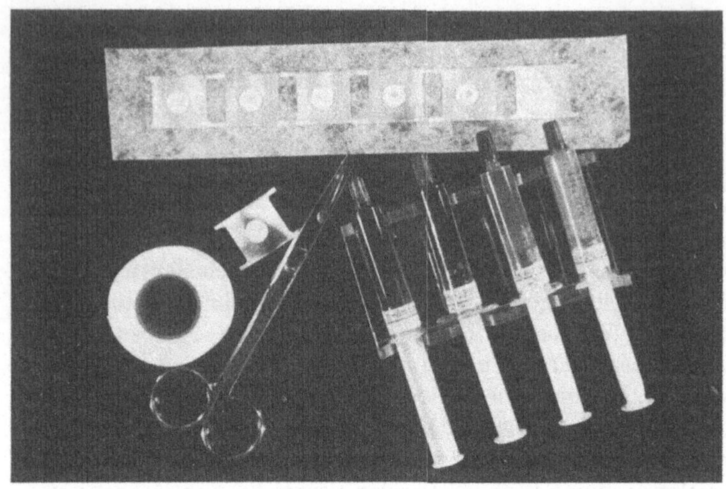

Abb. 1. Mittel für die Epicutantestung. *Im Vordergrund von links nach rechts:* Nicht reizendes Heftpflaster (Klebeschicht) Scanpor, Al-Testeinheit (Absorptions- und Isolierschicht), Schere, Einmalspritzen mit Testsalben auf Plexiglasbänkchen. *Im Hintergrund:* Mit Testsalben beschicktes komplettes Testpflaster

Die *Isolierschicht* muß die Filterpapierscheibe wenigstens um ½ cm überlappen, damit das Areal, welches den tatsächlichen Testort umgibt, zusätzlich vor möglichen Heftpflasterreaktionen geschützt ist. Das Testpflaster sollte leicht zu handhaben und die einzelnen Läppchen in gleichen Abständen voneinander aufgeheftet sein (S. 19). Bevor man die Testsubstanzen auf die Filterpapierscheibe des Testpflasters aufbringt, muß dieses in Streifen auf das eigentliche Heftpflaster, in geeigneter Länge zugeschnitten, aufgelegt werden (Klebeschicht).

2.8 Präparation

Die Filterpapierscheibe wird mit der Testlösung gesättigt. Man muß sich vorsehen, daß nicht ein Überschuß die umgebende Isolierschicht kontaminiert. Die meisten Lösungsmittel beginnen zu verdunsten, bevor das Testpflaster auf die Haut gebracht wird. Die Konzentration der Substanzen kann so um mehr als 100% steigen. Deshalb ist die Menge der aufgebrachten Substanz wichtig. Die Absorptionsschicht muß so durchfeuchtet sein, daß die Haut während der Testperiode benetzt wird.

Wenn die Substanzen in Vaseline *aufgebracht werden, bleiben ihre Konzentrationen konstant* und die aufgebrachte Menge ist deshalb nicht mehr so wichtig. Aus praktischen Gründen sollte man eine Einmal-Injektionsspritze verwenden, um eine Menge Testsalbe, halb so groß wie der Durchmesser der Absorptionsschicht, auszupressen (Abb. 1). Dieser Salbenstrang sollte 1,5–2 mm dick sein. Dies ist gewährleistet, wenn man eine Record®-Injektionsspritze verwendet; die Luer®-Injektionsspritzen geben etwas dickere Stückchen, Korrektur durch einen Adaptor ist möglich.

Nach den in 2.7 aufgeführten Gesichtspunkten wird in Tabelle 3 die Sequenz eines Standard-Tests am Beispiel des für West-Deutschland empfohlenen Tests gezeigt.

2.9 Heftpflaster (Klebeschicht)

Das Heftpflaster – die Klebeschicht des Testpflasters – sollte undurchlässig bleiben, um eine möglichst vollständige Okklusion zu gewährleisten, ungefähr 5 cm breit sein und *gute Hafteigenschaften* haben. Reaktionen gegenüber Heftpflaster sind relativ häufig und können sowohl allergisch wie toxisch bedingt sein. Okklusive Pflaster mit guten Hafteigenschaften rufen häufiger Reaktionen hervor als poröse Pflaster. Patienten, die berichten, daß sie Pflaster nicht vertragen, sollte man für 2 Tage mit verschiedenen Arten von Heftpflaster vortesten. Diese sollten direkt auf die Körperhaut aufgebracht werden, aber nicht kleiner als 5 × 5 cm sein.

Toxische Reaktionen durch Pflaster kommen häufiger bei Patienten mit einem generalisierten oder einem akuten Ekzem vor, z. B. bei durch Stauung bedingtem Unterschenkelekzem. Toxische Reaktionen sind auch bei älteren Patienten mit einer trockenen Haut nicht ungewöhnlich. Einige Patienten entwickeln unter dem Pflaster eine *Follikulitis* und andere *Schweißretentionscysten. Allergische Reaktionen* können hauptsächlich durch Kolophonium (Harz) und durch Anti-

Tabelle 4. Reihenfolge der aufgebrachten Testsubstanzen eines Standardtestes

Reihe I
1. Kaliumdichromat 0,5%
2. Benzocain 5%
3. Tetramethylthiuramdisulfid 1%
4. Formaldehyd 2%
5. Lanolinalkohole 30%

Reihe II
6. Eucerin 100%
7. Neomycinsulfat 20%
8. Kaliumdichromat 0,1
9. Perubalsam 25%
10. Nickelsulfat 2,5%

Reihe III
11. Kobaltsulfat 2,5%
12. Kolophonium 20%
13. p-tertiäres Butylformaldehyd Kunstharz 1%
14. p-Phenylendiamin 1%
15. Cetylstearylalkohol 30%

Reihe IV
16. Mafenid 10%
17. Parabene 15%
18. N-Phenyl-N-Isopropyl PPD 10%
19. Chinoform 10%
20. Epoxidharz 1%

oxydantien hervorgerufen werden. Moderne Heftpflaster bestehen aus Acrylharzen und sind im allgemeinen weniger reizend, aber Härter und Antioxydantien, welche in ihnen enthalten sind, können gelegentlich eine allergische Reaktion hervorrufen. Als kaum reizendes und dennoch gut klebendes Heftpflaster hat sich Scanpor bewährt.

2.10 Testort

Testpflaster sollten auf dem *Rücken* in vertikalen Reihen über den Schulterblättern, aber nicht über der Wirbelsäule aufgebracht werden. Das obere Ende des Testpflasters sollte nicht über die Spina scapulae reichen, weil dort die Haut, besonders in der Mittellinie oft fet-

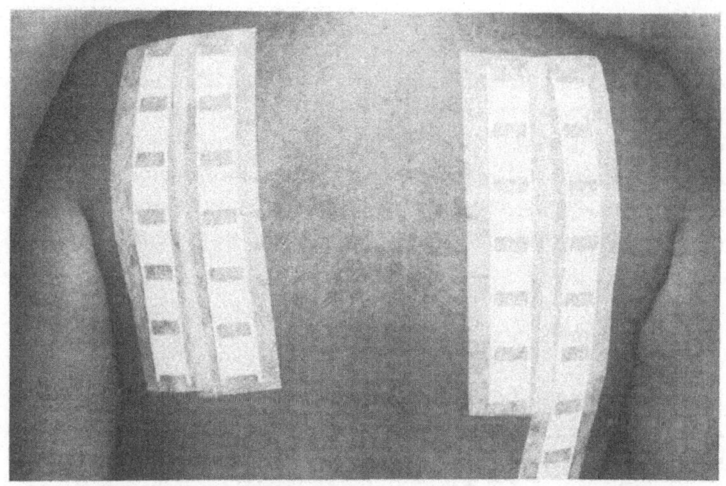

Abb. 2. Beiderseits paravertebral aufgeklebtes Testpflaster (hier aus 3 × 6 und 1 × 8 Testeinheiten bestehend)

tig, seborrhoisch ist. Sie sollten auch nicht zu weit seitlich angebracht werden, weil dann das Pflaster schrumpelig und faltig werden kann (Abb. 2).

Eventuelle Behaarung muß sorgfältig mit einem elektrischen Rasierapparat vorher entfernt werden. Die Haut des Testortes sollte nicht unmittelbar vor Ausführung des Testes mit Wasser und Seife oder organischen Lösungsmitteln abgewaschen werden. Der Testort sollte frei von Kosmetika, Salben oder Ähnlichem und in den letzten 2 Wochen nicht mit corticosteroidhaltigen Externa behandelt worden sein.

Kann man die Testpflaster nicht auf dem Rücken aufkleben, so sollten sie auf den *Außenseiten der Oberarme* (Regio deltoidea) aufgebracht werden. Die Volarseiten der Arme und anderer Teile des Körpers sind zu vermeiden, weil Tests auf diesen Körperregionen falsch negative Reaktionen bedingen können. Die Heftpflasterstreifen, mit welchen der eigentliche Epicutantest auf dem Rücken aufgebracht wird, sollten keine Falten werfen, die eine gute Okklusion verhindern.

Bei leicht gebeugtem Rücken kann das Heftpflaster zuerst unten befestigt und dann sukzessiv gegen die Haut gepreßt werden, so daß die oberste Ecke zum Schluß aufgeklebt wird. Danach muß das Pflaster nochmals ein – oder zweimal mit den Handflächen auf die Haut gedrückt werden. Wenn das Pflaster nicht gut genug sitzt, können weitere Heftpflasterstreifen quer über die Ecken eines jeden Heftpflasterstreifens geklebt werden. Dies ist besonders dann zu empfehlen, wenn der Patient schwitzt oder heftige Bewegungen nicht vermeiden kann.

2.11 Markierung

Die Markierung sollte stets an der selben Seite des Tests erfolgen und zwar schon zur Zeit der Applikation seitlich an der Ecke des Testpflasters. Wenn der Zwischenraum zwischen den einzelnen Testläppchen konstant ist, kann eine Matrix mit Markierungen versehen werden, welche jeden einzelnen Testort kennzeichnen. Dann ist es nur noch notwendig, die Enden jeder Testreihe zu markieren.
Jedenfalls sollten die Markierungsstellen eine Woche lang sichtbar bleiben. Folgende Flüssigkeiten, mit denen man die Testorte markieren kann, werden empfohlen:

1.	Pyrogalol	5 g
	Eisen (III) Chlorid (gesättigte, wäßrige Lösung)	8 ml
	Aceton	20 ml
	Äthanol	40 ml
2.	Dihydroxyaceton	20 g
	Wasser	50 ml
	abwaschbare Tinte	5 ml
	Aceton	ad 100 ml

Das Hinzufügen der Tinte erlaubt eine unmittelbare Färbung.

3. Fluorescierende Substanzen, z. B. Natrium-Fluorescein oder Rose Bengal, die beide in der ophthalmologischen Praxis angewandt werden. Zum Ablesen der Testorte müssen diese mit UV-Licht, z. B. Wood-Licht, bestrahlt werden. Bestimmte Testsubstanzen fluorescieren selbst. Wenn die Markierung aus irgendeinem Grund verschwunden ist, kann deshalb manchmal eine Inspektion in UV-Licht die Orientierung erleichtern.

4. Markierung mit Kugelschreiber oder Filzstift ist nicht geeignet, weil sie gewöhnlich zu schnell verschwindet.

Der Patient ist auf mögliche Folgen der Markierung auf der Haut und in der Wäsche hinzuweisen.

2.12 Expositionszeit

Wenn eine allergische Kontaktdermatitis oder eine allergische Testreaktion bei einer sensibilisierten Person auftritt, muß zuvor eine bestimmte Menge des Allergens absorbiert werden. Die Expositionszeit in der natürlichen Umgebung des Patienten kann variieren. Sie kann wenige Sekunden, wie bei Primula obconica oder Poison ivy, bis einige Tage, wie bei Textilien in Anspruch nehmen. Abschluß durch Kleider, Handschuhe, Schuhe oder Hautfalten kann die Absorption erleichtern.

Bei der Epicutantestung sollte man daraufhin wirken, daß zwar *Okklusion* gegeben ist, aber Irritation vermieden wird. Aus praktischen Gründen muß die Expositionszeit für alle getesteten Substanzen gleich sein. Es darf deswegen nicht unnötig lang für die einen und nicht zu kurz für die anderen exponiert werden. Nur wenige systematische Untersuchungen sind zur Dauer der Expositionszeit verschiedener Allergene gemacht worden, aber eine *Expositionszeit von 2 Tagen* wird im allgemeinen als geeignet und ausreichend angesehen.

Man kann sagen, daß 1 Tag nicht immer die adäquate Zeit ist, und es ist kein Beweis dafür erbracht worden, daß mehr als 2 Tage notwendig sind. Eine Variation der Expositionszeit für das Ablesen der Tests zu verschiedenen Tageszeiten ist bedeutungslos.

Der Unterschied der Reaktionshäufigkeit nach einer eintägigen oder zweitägigen Expositionszeit ist gering.

Wird die erste Ablesung zur Früherkennung nicht allergischer Reaktionen (IR) ausgewertet, empfiehlt sich die Abnahme des Testpflasters nach 2 Tagen. Die Belästigung des Patienten durch eine längere Auflage des Testpflasters ist nicht allzugroß.

2.13 Ablesungszeit

Wenn das Testpflaster entfernt wird, kann die Haut unter den Läppchen so gedrückt worden sein, daß eine schwache Testreaktion, welche sich als Erythem mit einigen Papeln äußert, nicht sichtbar ist. *Deshalb sollte die Testreaktion erst eine halbe Stunde nach Ablösen der Testpflaster abgelesen werden.*
Infolge der 2 Tage dauernden Okklusion kann sich manchmal ein leichtes Erythem unter dem Pflaster und unter dem Testmaterial ausbilden. Dies kann innerhalb weniger Stunden, manchmal jedoch nicht vor einem Tag, verschwinden. Allergische Testreaktionen bleiben bestehen und werden meist einen Tag nach Entfernen des Testpflasters stärker. Andererseits verschwindet eine schwache toxische Reaktion bald nach dem Entfernen des Testpflasters. Wenn die erste Ablesung eine halbe Stunde nach Entfernen des Testpflasters erfolgt, werden manche Reaktionen als fraglich gewertet werden müssen. *Es ist deshalb besser, die erste verbindliche Ablesung einen Tag nach Entfernung des Testpflasters vorzunehmen,* d.h. also 3 Tage nach dessen Auflage.
Da einige Reaktionen noch später erscheinen, sollte man eine weitere Ablesung am 4. beziehungsweise 5. Tag nach der Applikation durchführen, besonders, wenn die Resultate das erste Mal nur 2 Tage nach Expositionsbeginn abgelesen wurden. Es ist natürlich manchmal notwendig, die Zeit der Ablesung zu variieren, wie an Wochenenden.
Manche Allergene wie das Neomycin rufen erst 7 Tage nach Expositionsbeginn (D7) Reaktionen hervor. Bei entsprechendem Verdacht ist auf solche relativ späten Testreaktionen zu achten. Wenn sie noch später auftreten, können sie ein Zeichen für Sensibilisierung durch die Epicutantestung selbst sein. Sie bedürfen dann einer Überprüfung.

2.14 Ratschläge für den Patienten

Der Patient sollte Verständnis für die Art der Untersuchung gewinnen und fähig sein, ihr zu folgen. Deshalb ist es günstig, ihn zuvor kurz schriftlich über den ganzen Testvorgang zu informieren. Als Beispiel wird folgende Formulierung empfohlen:

„Um festzustellen, ob Sie bestimmten Materialien gegenüber empfindlich sind, ist eine Reihe von Läppchenproben auf Ihrer Rückenhaut aufgebracht worden. Mit deren Hilfe kann man möglicherweise die Ursache Ihres allergischen Ekzems herausfinden. Die Läppchenproben müssen 2 Tage und 2 Nächte aufgeklebt bleiben. Während dieser Zeit oder einige Tage später kann sich eine oder mehrere etwa 10–15 mm große Rötung ausbilden, die auch gelegentlich juckt. Grundsätzlich zeigen solche Reaktionen an, daß Sie allergisch der entsprechenden Substanz gegenüber sind. Um die Verwertbarkeit der Testung zu gewährleisten, sollten Sie folgende Vorsichtsmaßnahmen vom Aufkleben des Testpflasters bis zur letzten Ablesung beachten:

1. Rücken nicht waschen, duschen oder baden.
2. Schwitzen durch körperliche Arbeit oder Sport vermeiden.
3. Testpflaster nicht durch Reiben oder Kneten lockern.
4. Ausschläge im Bereich der getesteten Haut nicht zerkratzen.
5. Die getestete Haut vor Sonnenlicht schützen, auch nicht mit Höhensonne oder Solarien bestrahlen.
6. Zusätzliche Heftpflaster über die Testpflaster kleben, falls sich diese lockern.
7. Keine dem Arzt nicht bekannte oder von ihm nicht verordnete Medikamente, einschl. Salben oder ähnliches anwenden. Falls dies notwendig werden sollte, Benachrichtigung des die Testung vornehmenden Arztes. Dieser muß auch von allen anderen Maßnahmen, welche in Zusammenhang mit der Testung stehen unterrichtet werden.
8. Eine solche Information ist ebenfalls notwendig, wenn es Tage oder Wochen nach der letzten Ablesung zu einem Ausschlag im Bereich der getesteten Haut kommt.

Sollte es dem Arzt oder seinen Mitarbeitern nicht möglich sein das Testpflaster abzunehmen, so muß die Abnahme ebenso wie die Markierung der Patient selbst durchführen. Über Zeit und Art der Abnahme der Testpflaster sowie über den Termin des nächsten Besuches beim Arzt zur Ablesung und Auswertung wird der Patient am besten schriftlich informiert.

3 Ablesung der Testreaktionen

3.1 Allergische Reaktionen

Ein *Erythem* ist noch kein sicheres Zeichen einer allergischen Reaktion. Es sollte in der Regel als fraglich (= ? +) bewertet werden. Dennoch rufen solche Produkte, wie Kosmetika, Salbengrundlagen oder Textilien, welche nur geringe Konzentrationen des Allergens enthalten, lediglich Erytheme hervor. Sie können also den Wert einer echten positiven Reaktion haben. Ein Erythem darf nicht mit dem rötlichen Schimmer, welchen einige Farbstoffe verursachen, verwechselt werden.

Eine Reaktion allergischen Typs besteht nicht nur aus einem Erythem, sondern weist auch ein leichtes *Infiltrat* auf. Alle unklaren Reaktionen müssen daher palpiert werden. Oft kommen zusätzlich *Papeln* und *Vesikeln* vor. Manchmal können Bläschen zu kleinen Blasen zusammenschmelzen. Die Reaktion *sprengt nicht selten den ursprünglichen Umfang der Applikation* der Testsubstanz, besonders bei intensiver Sensibilisierung. Aber diese Streuung ist kein obligates Zeichen. Wenn die Reaktion stark ist, können Bläschen am tatsächlichen Applikationsort und einige Papeln auf der umgebenden Haut gesehen werden (Abb. 3 c).

Gelegentlich kommt es zur Bildung von Papeln ohne Erythem, so bei positiven Reaktionen gegenüber Neomycin oder Nickel. Am nächsten Tag intensiviert sich diese Reaktion meistens: es kommt zu einem Zusammenschmelzen von Erythemen und Papeln über dem ganzen Testareal. Der Patient muß darüber berichten, ob er einen umschriebenen Juckreiz bestimmter Testorte gespürt hat. Es gibt auch ein leichtes, diffuses, unspezifisches Jucken über dem gesamten Testareal unmittelbar nach Entfernung der Testpflaster.

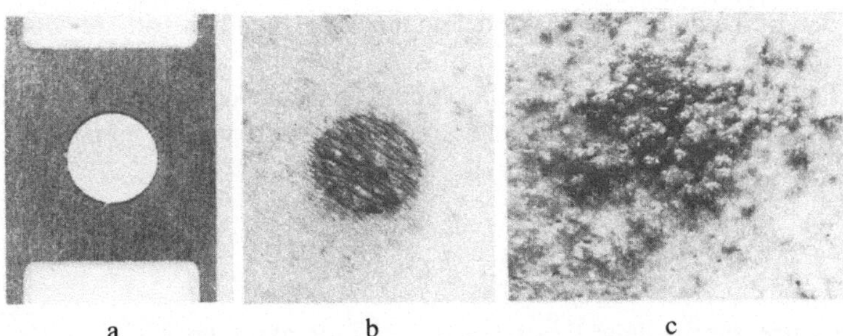

Abb. 3. (a) Absorptions- und Isolierschicht des Testpflasters (Al-test) **(b)** toxische Testreaktion **(c)** und allergische Testreaktion in ihrer natürlichen Größe abgebildet. Begrenzung auf den Umfang der Testsalbenapplikation und das Fehlen von Papeln, bzw. Vesikeln charakterisieren die toxische Testreaktion, während die allergische Testreaktion in die Umgebung des eigentlichen Testortes streut, sowie Papeln und Vesikeln aufweisen kann

Viele aber nicht alle Testreaktionen allergischen Typs *werden stärker am Tag nach Entfernung der Testpflaster.* Nach einigen Tagen kommt es im Allgemeinen zur Rückbildung. Eine sehr starke Reaktion kann unbehandelt 3–4 Wochen bestehen bleiben.

3.2 Späte Testreaktionen

Eine Reaktion, welche sich später als 11 Tage nach der Applikation der Läppchenprobe entwickelt, wird als „späte Reaktion" angesehen. Sie gilt als *Zeichen für eine Sensibilisierung durch die Epicutantestung.* Doch sie kann auch als Zeichen der Steigerung einer zwar vorhandenen, jedoch zunächst noch unterschwelligen, allergischen Reagibilität gewertet werden. Die Epicutantestung erhöht also zunächst die Reizbereitschaft, das noch in und auf der Haut befindliche Allergen löst infolgedessen die Testreaktion als „Aufflammreaktion" aus. Man kann nicht aus dem Fehlen später Reaktionen den verbindlichen Schluß ziehen, daß eine Sensibilisierung durch die Epicutantestung vermieden wurde. Solche späte Reaktionen kommen an sich relativ selten vor. Eine späte Reaktion kann auch 3 Wochen nach Einleitung

der Epicutantestung zustandekommen. Gelegentlich tritt sie sogar noch später auf.
Patienten, die nicht regelmäßig nachuntersucht werden können, sollte man auffordern, entsprechende Reaktionen dem Arzt zu melden.

3.3 Toxische Reaktionen

Es gibt verschiedene Typen von toxischen Reaktionen:

1. *Schwaches Erythem* ohne Infiltration, das sich gewöhnlich innerhalb eines Tages nach Entfernung des Testpflasters entwickelt.
2. *Rötung mit einem braunen Schimmer,* scharf begrenzt, welche etwa einen Tag besteht, aber nicht stärker wird (Abb. 3 b).
3. *Erosionen* ohne Infiltrat, beschränkt auf den eigentlichen Testort, werden durch alkalische Substanzen hervorgerufen.
4. *Glanzreaktion* (effet du savon): Sie liegt genau innerhalb des Testorts, die Haut zeigt eine rötliche, bräunliche oder normale Farbe und stets eine etwas glänzende Oberfläche, welche gering gerunzelt wirkt und nicht infiltriert ist. Diese Reaktionsform wird durch Seifen, Hexachlorophen und Shampoos verursacht.
5. *Nekrotischer Schorf* als Zeichen einer Verätzung durch Aufbringen einer in ihren Eigenschaften unbekannten Testsubstanz.
6. *Pustulöse Reaktion,* follikulär oder nicht follikulär, isoliert oder konfluierend, kommt u.a. durch Metallsalze oder Crotonöl zustande.
7. *Follikuläre Papeln und Vesikeln* sind nicht selten unspezifische Metallsalzreaktionen. Sie werden auch durch andere fakultativ toxische Substanzen besonders bei Atopikern provoziert.
8. *Blase,* oft ohne umgebendes Erythem, scharf begrenzt und innerhalb des eigentlichen Testorts; sie kann unter vielen anderen durch einige Lösungsmittel, z. B. Chlorkohlenwasserstoffe, verursacht werden. Eine Blasenreaktion vom allergischen Typ dagegen zeigt oft Bläschen, Papeln, Erytheme und Infiltrat an den Grenzen des eigentlichen Testorts.

Eine *erythematöse Reaktion* kann auch durch den Druck festen Testmaterials verursacht werden. *Hämorrhagische Reaktionen* kommen gelegentlich durch PPD-Abkömmlinge zustande. Doch auch allergische Reaktionen durch Phenyl-isopropyl-diphenylendiamin (IPPD) können eine hämorrhagische Komponente aufweisen. Man muß beachten, daß *Reaktionen vom toxischen und vom allergischen Typ gemischt vorkommen können.* Die allergische Reaktion kann in der Umgebung des Testorts erkannt werden, auch wenn im Zentrum des Testorts Blasen oder Erosionen vorkommen.

Eine Reaktion mit betontem Rand sowie Papeln und Vesikeln im Zentrum kann ein Anzeichen für eine gleichzeitig allergische und toxische Reaktion sein. Einige Substanzen, z. B. niedere ungesättigte Alkohole, Aldehyde und quartäre Ammoniumverbindung rufen toxische Reaktionen hervor, welche *klinisch wie allergische Reaktionen aussehen.*

3.4 Toxische Reaktionen bei Kindern, älteren Personen, Atopikern

Kinder, besonders unter 10 Jahren, alte Menschen und Atopiker haben oft eine trockene, reizbarere Haut. Dies äußert sich besonders gegenüber Substanzen, deren Testkonzentration nahe der Reizschwelle einer normalen erwachsenen Haut liegt, also z. B. gegenüber Formaldehyd, Teer, quartären Ammoniumverbindungen, Detergentien, Kobalt und Quecksilber. Wenn die Testreaktion diesen Substanzen gegenüber nicht eindeutig allergischen Typs ist, sollten sie besser als toxisch gewertet werden. Wenn man diese Personen testet, sollten erst niedrigere Konzentrationen geprüft werden, empfehlenswert sind 50–75% der Standard-Konzentration. Solche Patienten reagieren übrigens auch oft auf Heftpflaster.

3.5 Differentialdiagnose zwischen allergischen und toxischen Testreaktionen

Morphologie

In vielen Fällen ist es möglich, klinisch zwischen den beiden Reaktionstypen zu unterscheiden. Aber toxische Reaktionen gegenüber bestimmten Substanzen kann man nicht von einer allergischen Testreaktion unterscheiden (Abb. 3).

Chemie

Falls die Substanz alkalisch oder sauer ist, besteht eher der Verdacht, daß die hervorgerufenen Testreaktionen toxisch bedingt sind. Dasselbe gilt auch, wenn Testsubstanzen starke oxydierende oder reduzierende Bestandteile enthalten, ebenso für gewisse unverdünnte Lösungsmittel, wie für Chlorkohlenwasserstoffe oder Chloroform. Organische Brom- oder Chlorverbindungen haben eine starke Reizwirkung, selbst wenn sie in sehr niedriger Konzentration angewandt werden.

Reaktionen bei Kontrollpersonen

Falls die Testkonzentration nicht deutlich unterhalb derjenigen liegt (½–¼), welche toxische Reaktionen bei einigen der freiwilligen Kontrollpersonen hervorruft, muß man sie bei den betroffenen Patienten ebenfalls als toxisch ansehen.

Zeit, in der eine Testreaktion entsteht

Eine Reaktion, welche innerhalb weniger Stunden nach Testung erkennbar wird, ist sehr oft toxisch. Reaktionen, welche sich nicht vor 3–5 Tagen nach Applikation des Tests entwickeln, sind sehr wahrscheinlich nicht toxisch.

Stärke der Reaktion

Eine außerordentlich starke Reaktion durch eine Substanz, welche nur schwache oder gar keine Reaktionen bei Kontrolltestungen hervorgerufen hat, ist sehr wahrscheinlich allergisch bedingt.

Histologie

Histologische Veränderungen bei allergischer Reaktion beginnen schon 6–8 Stunden nach Anbringen des Epicutantests und entwickeln sich vor den klinischen Zeichen. Für den Nicht-Dermatologen kann es schwierig sein, zwischen den verschiedenen Typen der histologischen Reaktionen zu unterscheiden, so daß eine Probeexcision nur für den Erfahrenen sinnvoll ist.

3.6 Behandlung von Epicutantest-Reaktionen

Nach der letzten Ablesung können die Reaktionen mit corticosteroidhaltigen Cremes oder Lotionen behandelt werden. Wenn zahlreiche oder starke Reaktionen vorhanden sind, oder wenn das Pflaster selbst ernstere allergische Reaktionen hervorgerufen hat, kann eine systemische Therapie mit Corticosteroiden für einige Tage erwogen werden.

3.7 Protokoll der Testreaktionen

Die Krankengeschichte sollte ein Formular über die Epicutantestung enthalten, auf welchem die Standardtestserie und standardisierte Testblöcke bereits aufgedruckt sind und noch genügend Raum für die Protokollierung zusätzlicher Epicutantests frei bleibt. Testvehikel und Testkonzentration müssen für jede einzelne Substanz vermerkt werden, ebenso die Zeit, in der die Tests angebracht und abgenommen wurden, und die Tage, an welchen die Testresultate abzulesen sind. Die Lage der Testorte auf dem Körper kann durch ein Diagramm deutlich gemacht werden. Da Unterschiede, welche durch die Anbringung der Tests zu verschiedenen Tageszeiten entstehen, unwichtig sind, kann die Ablesung der Tests einfach nach Tagen angegeben werden, z. B. D2, D3, D5 (D = Tage nach Anbringen des Testpflasters).
Die Intensität der Reaktion irgendeiner Substanz gegenüber hängt nicht nur von dem immunologischen Status des Patienten und von der Permeabilität seiner Haut ab, sondern auch von einer Reihe externer Faktoren, z. B. der Testkonzentration in dem Vehikel, dem Testpflaster, der Jahreszeit, der Temperatur und der Luftfeuchtigkeit. Testet man bei verschiedenen Gelegenheiten, kann man daher auch verschiedene Resultate erhalten, obwohl die allergische Reaktionsweise des Patienten unverändert geblieben sein kann. Die Stärke der vorliegenden Testreaktion ist darum nicht allzu wichtig. Man sollte deshalb auch nicht auf einer zu genauen quantitativen Auswertung bestehen. Verschiedene Bewertungen der Testreaktion sind vorgeschlagen worden. Hier wird folgende Klassifizierung empfohlen:

?+ zweifelhafte Reaktion: nur schwaches Erythem ohne Infiltrat
+ schwache positive Reaktion: Erythem, Infiltrat, möglicherweise einige Papeln
++ starke positive Reaktion: Erythem, Infiltrat, Papeln und Bläschen
+++ sehr starke positive Reaktion: Blasen, umgeben von Erythem, Vesikeln
– negative Reaktion
IR toxische Reaktion verschiedenen Typs
NT nicht getestet

Falls nach Vordrucken getestet wird, empfiehlt es sich bei Auslassung einzelner Tests, ein leeres Testpflaster an der betreffenden Stelle zu lassen, damit durch Verschiebung der üblichen Testorte keine Ablesefehler entstehen.

3.8 Falsch negative Reaktionen

Eine falsch negative Reaktion liegt dann vor, wenn man mittels der Epicutantestung keine positive Reaktion hervorrufen konnte, obwohl eine entsprechende Kontaktallergie bestand. Die Ursache für die Nichtauslösbarkeit von Testreaktionen kann dadurch gegeben sein, daß man den Patienten nicht mit dem richtigen Allergen getestet hat, z. B. weil die betreffende Substanz nicht in den Standardtestsubstanzen enthalten war oder weil die Anamnese nicht vollständig erhoben werden konnte. Im eigentlichen Sinne liegt dann eine falsch negative Reaktion vor, wenn ein kontaktallergischer Patient mit der allergenen Substanz getestet wurde und doch nicht entsprechend reagierte.
Falsch negative Reaktionen können durch verschiedene Faktoren bedingt sein:

Grad der Kontaktallergie
Wenn die Epicutantestung, kurz nachdem sich das Ekzem entwickelt hatte, durchgeführt wurde, kann die allergische Reaktionsbereitschaft erheblich verringert sein. Liegt der Grad der Allergie unterhalb des Schwellenwertes der Testsubstanz, welche in der testtechnisch üblichen Konzentration verwendet wurde, wird die Reaktion negativ

sein. Dennoch können bei klinischer Exposition gleichzeitig wirkende obligate Reizstoffe die Permeabilität der Haut so verstärken, daß eine Reaktion durch ein begleitendes Allergen ausgelöst wird.

Konzentration der Testsubstanzen

Die Konzentration der Testsubstanz kann zu niedrig sein, besonders, wenn die Substanzen nicht in einer Standardtestserie enthalten sind. Zusammengesetzte Produkte, z. B. Kosmetika, Medikamente, Textilien, Leder und Gummi, enthalten das eigentliche Allergen oft in einer für die Epicutantestung zu niedrigen Konzentration und können deshalb bei normaler Haut keine positive Reaktion hervorrufen. Trotzdem bedingen sie eine solche Reaktion bei klinischer Exposition. Andere Substanzen müssen verdünnt werden, um die Konzentration ihrer obligat toxischen Inhaltsstoffe zu verringern, z. B. Schneidöle, Seifen, Detergentien oder Klebstoffe. In solchen Fällen ist es notwendig, die einzelnen Bestandteile getrennt zu testen und Extrakte der Produkte eher zu neutralisieren als zu verdünnen.

Menge der Testsubstanz

Wenn die Testsubstanz in Form einer Lösung mit einem zu kleinen Volumen ohne Sättigung der Absorptionsschicht aufgebracht wird, besteht die Gefahr einer falsch negativen Reaktion.

Falsche Zusammensetzung der Testsubstanzen

Terpentin muß man oxydieren, damit seine eigentlichen Allergene, die Peroxyde von Δ-3-Caren und andere Terpene wirksam werden können.

Balsame, Teere und andere Mischungen mit unbekannten Allergenen können recht verschieden zusammengesetzt sein.

Der Gehalt von Allergenen in Kosmetika, in im Haushalt gebrauchten Substanzen und in technischen Produkten kann sich während der Lagerung im Testlaboratorium verändert haben. Die Zusammensetzung kann auch qualitativ oder quantitativ von den Herstellern geändert worden sein, so daß der Patient nicht mit derselben Charge getestet wurde, mit der er vorher wirklich exponiert war. Lange Lagerung kann chemische Veränderungen der Substanzen durch Zersetzung oder Polymerisation hervorrufen, so bei bestimmten Kunststoffen (Acrylharze und Carbamidharze).

Testvehikel
Aus dem angewandten Vehikel müssen sich die Testsubstanzen so herauslösen, daß sie in die Haut eindringen können. Einige Salbengrundlagen haben diese Eigenschaft nicht. Die Testsubstanz muß im Vehikel fein verteilt sein.
Die Testpräparationen in Vaseline geben besser auswertbare Reaktionen als in anderen Salbengrundlagen oder Lösungen.

Okklusion
Vergleichende Studien haben bewiesen, daß eine vollkommene Okklusion die Anzahl falsch negativer Reaktionen einschränkt. Sie ist durch eine undurchlässige Isolierschicht und ein nichtporöses Heftpflaster mit guten Klebeeigenschaften gewährleistet. Sie wird verbessert, wenn Vaseline als Vehikel verwendet wird. Eine schlechte Absorption der Testsubstanz kann während der Exposition durch Fältelung oder Ablösung des Heftpflasters bedingt sein.

Testort
Wenn andere Testorte als der Rücken oder die Außenseite des Oberarms gewählt werden, z. B. die Oberarmbeugeseite, kann eine falsch negative Reaktion zustandekommen.

Zu kurze Exposition
Die Testsubstanz konnte nicht lange genug einwirken, z. B. weil sich das Testpflaster gelockert oder abgelöst hat.

Ablesung
Wenn die Testreaktion unmittelbar nach der Abnahme des Testpflasters abgelesen wird, kann sie falsch negativ sein, besonders, wenn das Pflaster ungeschickt aufgeklebt war, so daß ein zu leichter Druck auf die Haut ausgeübt wurde. Eine Reaktion kann dann 5 Tage nach Applikation auftreten.

Lokale Corticosteroidtherapie
Wenn die Tests mit Salben (Fertigprodukte), welche Corticosteroide enthalten, ausgeführt werden, kann eine falsch negative Testreaktion zustandekommen. Dies gilt z. B. für in ihnen enthaltene, zu Allergenen gewordene Stoffe wie Lanolin, Konservierungsmittel, antibakte-

rielle oder antimykotische Agentien, besonders wenn sie niedrig konzentriert sind.

Systemische Corticosteroide
Große Dosen von systemisch verabfolgten Corticosteroiden können die Entwicklung einer Testreaktion verhindern. Dosen von Prednison bis zu 15 mg bzw. entsprechende Äquivalenzdosen anderer Corticosteroide sind in der Regel unbedenklich.

Photosensibilisierung
Wenn eine Substanz eine Photosensibilisierung verursacht hat, kann die Reaktion nicht ohne Anwendung einer UV-Bestrahlung provoziert werden.

Zytostatika
können eine Reaktion vom Spättyp unterdrücken und der Patient kann eine negative Testreaktion gegenüber einem örtlich angewandten Medikament zeigen, welches vorher tatsächlich eine allergische Kontaktdermatitis hervorgerufen hatte.

3.9 Falsch positive Reaktionen

Wenn eine Testreaktion ohne Vorhandensein einer Kontaktallergie auftritt, liegt eine falsch positive Reaktion vor. Das bedeutet, daß diese Reaktion eigentlich toxisch ausgelöst wurde. Selbst ein erfahrener Untersucher ist manchmal nicht in der Lage zu entscheiden, ob eine Reaktion allergisch oder toxisch ist (S. 27). Überdies kann sich eine irreführende allergische Reaktion entwickeln, wenn das Testpflaster selbst ein Allergen enthält, z. B. einen Klebstoff, ein Antioxydans oder einen Härter.
Viele Substanzen, welche zur Epicutantestung verwendet werden, können toxische Reaktionen hervorrufen, wenn man sie lange genug in einer ausreichend hohen Konzentration auf die Haut aufbringt.
Es stehen Methoden zur Verfügung, mit denen man die Reizwirkung einer Substanz bestimmen kann. Die Konzentration der Testsubstanz muß ihrer obligaten Reizwirkung angepaßt sein.
Die individuelle Fähigkeit, auf manche Stoffe „toxisch" zu reagieren, schwankt nicht unerheblich und einige Patienten zeigen solche Reak-

tionen selbst Substanzen gegenüber, welche sonst standardisiert als unbedenklich für die Epicutantestung empfohlen werden. In den meisten Fällen handelt es sich aber um Substanzen, welche der Patient aus seinem eigenen Milieu mitgebracht hat und die beim Testen dann toxische Reaktionen hervorrufen. Es gibt dafür einige Ursachen:

Die verwandte Testsubstanz kann *zu hoch konzentriert* sein. Dies kann auch durch Verdunstung während der Lagerung zustandekommen.
Die Testsubstanz ist durch eine toxische Substanz *kontaminiert.*
Das *Vehikel* selbst wirkt unspezifisch oder allergisch hautreizend.
Eine *zu große Menge gelöster Testsubstanz* ist aufgebracht worden, so daß sie die Absorptionsschicht überschwemmt.
Der Test ist an einem sehr *reizempfindlichen Ort* angebracht worden, z. B. dem oberen Teil des Rückens oder des Rumpfes.
Das Ekzem besteht zum Zeitpunkt der Testung noch *akut* oder generalisiert weiter.
Die Nachbarschaft des Testortes ist ekzematös.
Der *Testort* war kurz zuvor noch *ekzematös.*
Eine starke *Heftpflasterreaktion* kann falsch positive Reaktion einigen Testsubstanzen gegenüber hervorrufen.
Das Testpflaster ist auf eine Stelle der Haut gebracht worden, auf der *schon vorher eine Testung durchgeführt* wurde.
Der Patient hat eine *reizbare Haut,* aber kein eigentliches Ekzem.
Die Reaktion wurde zu früh nach Abnahme des Testpflasters *abgelesen, zum Beispiel* nach einigen Stunden, als noch ein leichtes Erythem bestand, welches sich erst am folgenden Tag zurückbildete.
Das *Testpflaster* (Isolations- oder Absorptionsschicht) hat die *Reaktion* verursacht.
Die *Testsubstanz* ist im Vehikel *nicht gleichmäßig* verteilt. Einzelne Partikel wirken deshalb unspezifisch reizend.

4 Deutung und Bedeutung von Testreaktionen

4.1 Relevanz

Vor der Feststellung der Relevanz einer Testreaktion muß bei der Ablesung geprüft werden, ob die Reaktion den Kriterien einer allergischen Reaktion entspricht (S. 24) und ob es sich nicht um eine falsch positive Reaktion handelt (S. 33).

Fragliche Reaktionen sollten, gegebenenfalls modifiziert, nochmals getestet werden. Dasselbe sollte mit Substanzen geschehen, die man auf Grund der Anamnese und/oder des Befundes nach wie vor als verdächtige Allergene ansieht, die aber bei der Testung stumm geblieben sind.

Eine positive kontaktallergische Testreaktion zeigt, daß der getestete Patient irgendwann zuvor mit der entsprechenden Substanz exponiert wurde und deswegen eine Allergie der Testsubstanz gegenüber

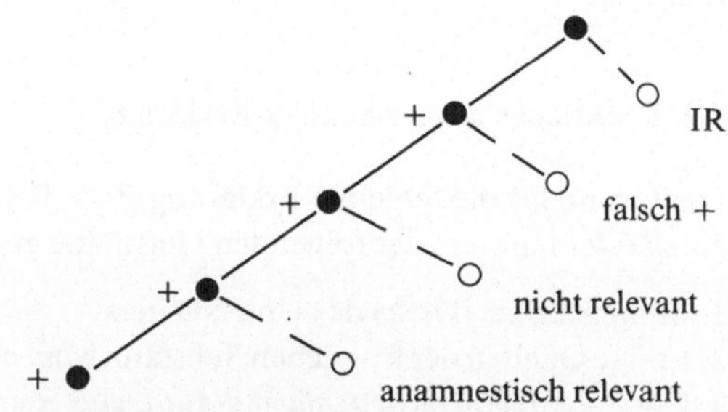

Abb. 4. Ablesung und Deutung einer Testreaktion

entwickeln konnte. Die Testsubstanz kann eine einzige Chemikalie oder eine Mischung von verschiedenen Substanzen sein (S. 50). Die Testreaktion kann die Folge einer Gruppenallergie sein (S. 52). Es ist nicht nötig, daß der Patient zum oder unmittelbar vor dem Zeitpunkt der Untersuchung eine Dermatitis als Folge einer Exposition mit der fraglichen Testsubstanz gehabt hat.

Man kann eine Reaktion aufgrund der Anamnese und des Befundes gewissermaßen *erwarten*. Dann ist sie leicht zu erklären (die Testreaktion bestätigt Anamnese und klinisches Bild). Einige unerwartete Testreaktionen durch Substanzen im Standardtest können erklärt werden, wenn *der Patient später noch einmal sorgfältig befragt* und gelegentlich auch das Milieu des Patienten, z. B. der Arbeitsplatz selbst untersucht wird. (Die Testreaktion weist auf bis dahin nicht bekannte Milieunoxen hin!)

Folgende Punkte sollten, wenn man die Relevanz der Reaktionen erklären will, beachtet werden:

Es gibt *Reaktionen, welche durch das Bild der gerade überstandenen Kontaktdermatitis* erklärt werden.

Nach Beurteilung der Anamnese des Patienten und der Topotropie des Ekzems hat die Substanz, welche eine positive Reaktion hervorrief, eine Beziehung zu dem gegenwärtigen oder gerade überstandenen Ausbruch des Ekzems.

Es gibt *Reaktionen, welche eine Erklärung durch früher überstandene Dermatitiden* finden.

Die fragliche Testsubstanz hat in der Anamnese ein Ekzem hervorgerufen, erklärt aber nicht die Entwicklung des gerade überstandenen Ekzems.

4.2 Reaktionen ohne schlüssige Erklärung

Der Grund für die fehlende Erklärung einer Testreaktion kann durch einen oder mehrere der folgenden Umstände gegeben sein.

1. *Mangelhaftes Wissen* des Untersuchers.
2. Einige Quellen der fraglichen Substanz *kann man nicht verfolgen*.
3. Der Patient *gab nicht genügend Aufschluß*, manchmal auch weil der Untersucher vielleicht nicht in der Lage war, die richtigen Fragen zu stellen.

4. Die Substanz *kommt ubiquitär vor,* so daß ein signifikanter Kontakt nicht durch die Anamnese geklärt werden kann. Solche Substanzen sind z.B. Nickel, Dichromat, Kobalt, Formaldehyd, Kolophonium, ätherische Öle (Balsame) und Teere.
5. Der Patient hatte niemals durch die fragliche Testsubstanz eine Dermatitis, da er nach entsprechender Sensibilisierung *nicht mit ausreichenden Mengen auf natürliche Weise exponiert* wurde.
6. Der Patient hatte nur Kontakt mit einem *Gruppenallergen,* welches eine völlig andere Kontaktmöglichkeit bot. Falls diese Substanz chemisch nicht genau definiert ist und ubiquitär vorkommt, kann es schwierig werden, den eigentlichen Sensibilisierungsvorgang aufzuklären (S. 49).

4.3 Nebenwirkungen

Die wichtigste mögliche Nebenwirkung der Epicutantestung ist das *Risiko, daß man den Patienten durch den Test selbst sensibilisiert* oder *eine vorher unterschwellige Kontaktallergie verstärkt.* Die Sensibilisierung kann sich als sog. späte Reaktion oder auch als sog. Aufflammreaktion manifestieren. Solche späten Reaktionen kommen im allgemeinen selten vor. Die Häufigkeit der Testsensibilisierung kann nur durch Wiederholung des Tests bestätigt werden, welche natürlich ein weiteres Risiko bedeutet.

Gewisse Substanzen haben eine relativ hohe allergene Potenz und können deshalb durch Epicutantestung selbst sensibilisieren oder die Kontaktallergie erhöhen: z.B. Primula obconica (Primin), PPDA, Azo-Farbstoffe oder Giftefeu. Praktische Konsequenzen eines solchen Risikos werden noch nicht verbindlich gezogen. Auch ein Photo Patch Test schließt das Risiko der Sensibilisierung ein.

Klinische Symptome, z.B. *Juckreiz,* gleich ob durch allergische oder toxische Reaktionen können als zwar lästige aber zu vernachlässigende Nebenwirkungen angesehen werden. Einige Reaktionen können zu einem *Leukoderm* und Photoreaktionen gelegentlich zu einem *Melanoderm* führen. Besonders weibliche Patienten können Testreaktionen an sich als kosmetisch störend empfinden.

Sehr selten kann durch die Epicutantestung eine allergische Reaktion vom Typ I ausgelöst werden (S. 41).

4.4 Endgültige Diagnose

Nach dem Ablesen der Testresultate sollten alle Informationen, welche man durch Anamnese, Untersuchung, Beweis einer eventuellen Exposition, Arbeitsplatzbegehung und chemische Analyse erhält, genutzt werden, um die Ursache des Ekzems aufzuspüren. Auch negative Reaktionen gegenüber tatsächlich vorhandenen Kontaktnoxen sollten unter diesem Gesichtspunkt gewertet werden. Die Verbindlichkeit der von Patienten stammenden Information muß kritisch abgewogen werden. Der Patient kann in der letzten Zeit keinerlei Kontakt mehr mit den verdächtigen Kontaktnoxen gehabt haben. Besonders, wenn die Läsionen auf die Hände beschränkt sind, ist es wichtig, Wirkungen durch Reizstoffe und durch Allergene kritisch zu würdigen. Die Differentialdiagnose gegenüber einer toxischen Dermatitis kann durch die Epicutantestung erleichtert werden.

Man sollte aber beachten, daß *negative Testreaktionen keineswegs eine allergische Kontaktdermatitis ausschließen*. Eine *toxische Testreaktion ist ohne jeden diagnostischen Wert*. Man muß auch stets daran denken, daß eine toxische und allergische Kontaktdermatitis hauptsächlich an den Händen und Unterarmen gleichzeitig vorkommen kann. Falls die Testreaktion positiv ist, kann man häufig andere Ekzemformen wie atopische Dermatitis oder seborrhoische Dermatitis differentialdiagnostisch ausschließen. Aber man muß sich ebenso bewußt sein, daß eine allergische Kontaktdermatitis als sekundäres Ereignis einen Patienten mit einer atopischen Dermatitis treffen kann.

4.5 Behandlung und Prophylaxe

Der eigentliche Zweck der Epicutantestung besteht also darin, das Maß an Informationen, welche man über einen Patienten erhalten kann, zu vergrößern und ihm die Verordnung einer entsprechenden Therapie zu ermöglichen. Das heißt auch, daß der Patient lernen muß, mit seiner Kontaktallergie zu leben. Patienten sollen nicht nur gewarnt werden, das Produkt, welches die aktuelle Dermatitis verursacht hat, zu meiden, sondern in gleicher Weise andere Substanzen, welche dasselbe Allergen oder entsprechende gruppenallergene Substanzen enthalten. Es wäre wünschenswert, daß der Patient eine ge-

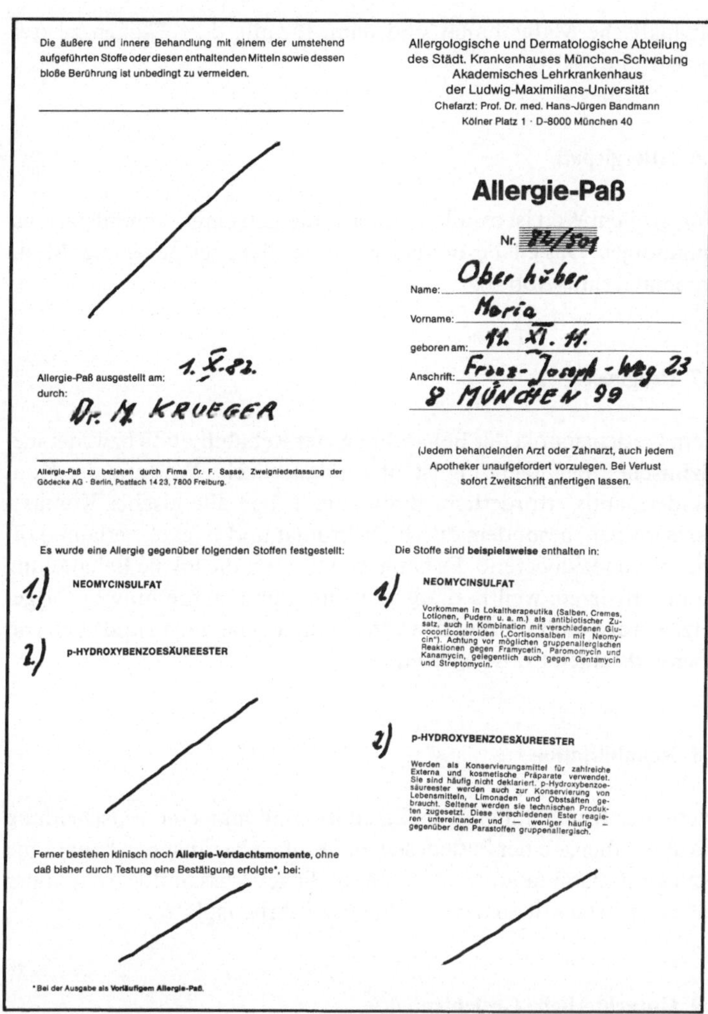

Die äußere und innere Behandlung mit einem der umstehend aufgeführten Stoffe oder diesen enthaltenden Mitteln sowie dessen bloße Berührung ist unbedingt zu vermeiden.

Allergie-Paß ausgestellt am: 1. X. 82.
durch: Dr. M. Krueger

Allergie-Paß zu beziehen durch Firma Dr. F. Sasse, Zweigniederlassung der Gödecke AG · Berlin, Postfach 14 23, 7800 Freiburg.

Allergologische und Dermatologische Abteilung
des Städt. Krankenhauses München-Schwabing
Akademisches Lehrkrankenhaus
der Ludwig-Maximilians-Universität
Chefarzt: Prof. Dr. med. Hans-Jürgen Bandmann
Kölner Platz 1 · D-8000 München 40

Allergie-Paß

Nr.

Name: Oberhuber

Vorname: Maria

geboren am: 11. XI. 11.

Anschrift: Franz-Joseph-Weg 23
8 München 99

(Jedem behandelnden Arzt oder Zahnarzt, auch jedem Apotheker unaufgefordert vorzulegen. Bei Verlust sofort Zweitschrift anfertigen lassen.)

Es wurde eine Allergie gegenüber folgenden Stoffen festgestellt:

1.) NEOMYCINSULFAT

2.) p-HYDROXYBENZOESÄUREESTER

Ferner bestehen klinisch noch **Allergie-Verdachtsmomente**, ohne daß bisher durch Testung eine Bestätigung erfolgte*, bei:

* Bei der Ausgabe als **Vorläufigem Allergie-Paß**.

Die Stoffe sind **beispielsweise** enthalten in:

1) **NEOMYCINSULFAT**

Vorkommen in Lokaltherapeutika (Salben, Cremes, Lotionen, Pudern u. a. m.) als antibiotischer Zusatz, auch in Kombination mit verschiedenen Glucocorticosteroiden („Cortisonsalben mit Neomycin"). Achtung vor möglichen gruppenallergischen Reaktionen gegen Framycetin, Paromomycin und Kanamycin, gelegentlich auch gegen Gentamycin und Streptomycin.

2) **p-HYDROXYBENZOESÄUREESTER**

Werden als Konservierungsmittel für zahlreiche Externa und kosmetische Präparate verwendet. Sie sind häufig nicht deklariert. p-Hydroxybenzoesäureester werden auch zur Konservierung von Lebensmitteln, Limonaden und Obstsäften gebraucht. Seltener werden sie technischen Produkten zugesetzt. Diese verschiedenen Ester reagieren untereinander und — weniger häufig — gegenüber den Parastoffen gruppenallergisch.

Abb. 5. Allergiepaß

schriebene Liste aller Allergene erhält, gegen die er allergisch ist, mit einer Empfehlung, wie er sie am besten vermeiden kann.

Manchmal kann die Anwesenheit ziemlich starker potenter Allergene am Arbeitsplatz durch die Epicutantestung aufgespürt werden. Prophylaktische Maßnahmen sind dann für alle dort Tätigen zu treffen.

4.6 Allergiepaß

Von großem Wert ist es, allergischen Patienten einen Allergiepaß auszuhändigen. Das gilt besonders, wenn sie allergisch gegenüber Medikamenten sind (Abb. 5).

4.7 Prognose

Vom Gesichtspunkt der Behandlung, der Rehabilitation bzw. der medizinischen Begutachtung ist eine prognostische Wertung der Kontaktdermatitis erforderlich. Bestimmte Typen allergischer Kontaktdermatitiden, besonders durch Dichromat und Nickel, verlaufen oft chronisch rezidivierend. Es kann wichtig sein, die lokale Behandlung zu modifizieren, weil ja diese manchmal über Jahre hinweg fortgesetzt werden muß: Vermeiden von potenten Allergenen und auch von hochwirksamen Corticosteroiden.

4.8 Rehabilitation

Wenn das Kontaktallergen bekannt ist, muß man eine Entscheidung darüber fällen, ob der Patient seinen Beruf weiter ausüben kann. Eine richtige Rehabilitation erfordert erhebliches Wissen des Arztes über das chemische Milieu der verschiedenen Arbeitsplätze.

4.9 Gutachterliche Gesichtspunkte

Der Beweis einer Beziehung zwischen dem Beruf oder der Beschäftigung einer Person und ihrer Dermatitis ist natürlich sehr viel stärker, wenn der Patient eine positive Testreaktion gegenüber dem Allergen zeigt, mit welchem er bei der Arbeit Kontakt hat, als wenn eine Testreaktion nicht erklärt werden kann oder negativ ist.

5 Andere Testmethoden

5.1 Offene Epicutantestung

Bei der offenen Epicutantestung fehlt die Begünstigung der Absorption der Testsubstanz durch Okklusion. Hochgradig kontaktallergische Patienten können jedoch beim offenen Test ausreichende Mengen absorbieren, falls die gleichen Testkonzentrationen wie beim normalen Epicutantest angewandt werden.
Die Absorption mancher Substanzen kann von der Okklusion weniger abhängig sein als die anderer. Primin beispielsweise ruft bei offener oder geschlossener Testung eine gleich starke Reaktion hervor.
Die Testsubstanz sollte in einem geeigneten, leicht flüchtigen Vehikel gelöst werden, z. B. in Äther, Aceton, Alkohol oder Butylacetat. Auch Lösungsmittel, welche bei normaler Epicutantestung eine toxische Reaktion hervorrufen, sind im offenen Test meist ungefährlich. Auch Kosmetika und Lokaltherapeutika (Fertigpräparate) können auf diese Weise getestet werden.
Die *Testlösung muß so auf die Haut getropft* werden, daß sie sich auf der Oberfläche ausdehnen kann. Dabei ist diese Ausdehnung von der Natur des Lösungsmittels abhängig. Nach Verdunstung ist die Haut nur von der gewöhnlichen Kleidung bedeckt. Die Substanz kann wie beim normalen Test *auf dem Rücken* oder der *Außenseite des Oberarms* aufgebracht werden. Die Testreaktionen werden wie beim Epicutantest abgelesen, aber die Reaktionsphasen kann man genau beobachten. Initial können sich lediglich Erytheme oder isolierte Papeln entwickeln. Bei sehr kontaktallergischen Patienten können einige Substanzen stark positive Reaktionen hervorrufen. Doch eine negative Reaktion schließt den mittleren Grad einer Sensibilisierung nicht mit derselben Sicherheit aus wie eine normale Epicutantestung.

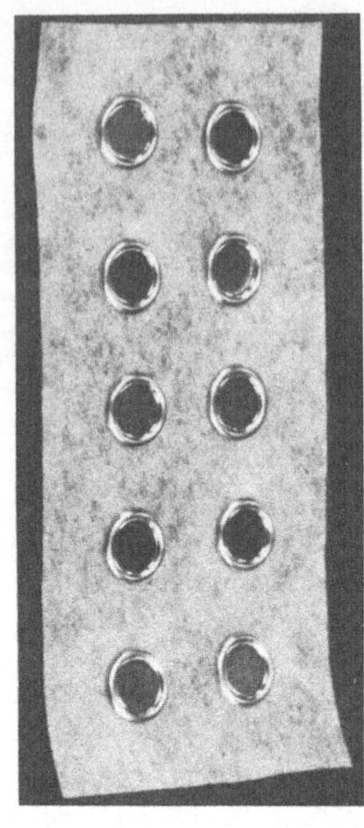

Abb. 6. Finn Chamber

Tabelle 5. Handelsübliche Testsubstanzen, welche allergische urtikarielle Sofortreaktionen hervorrufen können

Acrylharzmonomer	Formaldehyd
Bacitracin	Kobaltsalze
Benzylalkohol	Penicillin
Cetylstearylalkohol	Phenylmercuriderivate
γ-Chlorcyclohexan	Streptomycin
Chlorpromazin	

Weitere Substanzen, welche allergische oder nichtallergische urtikarielle Testreaktionen hervorrufen können (Cronin 1980, Fregert 1982)

Substanzen wie Primin und Catechole aus Giftefeu werden gut absorbiert und geben mit der selben Testkonzentration gleiche Reaktionen wie bei der normalen Epicutantestung.

Eine durch offene Testung hervorgerufene Reaktion kann im allgemeinen als Zeichen einer Allergie gewertet werden. Aber einige Substanzen können auch hier einen unspezifischen Reizeffekt ausüben. So rufen z. B. organische Chlor- oder Bromverbindungen toxische vesikulöse Reaktionen hervor, welche leicht mit einer allergischen Reaktion verwechselt werden können.

Der offene Test wird besonders dann empfohlen, wenn man eine *starke Kontaktallergie gegenüber unbekannten Substanzen* vermutet. Verläuft die Reaktion negativ, kann der Test durch die normale Epicutantestung ergänzt und so vervollständigt werden.

Eine weitere wichtige Indikation für den offenen Epicutantest ist der Verdacht auf Vorliegen einer Kontakturtikaria auf dem Boden einer Allergie vom Typ 1 oder als Ausdruck einer nicht immunologisch bedingt erhöhten Bereitschaft zur Histaminliberation (Tabelle 5). Erwartet man auf Grund der Anamnese bzw. des Befundes eine kontakturtikarielle Reaktion und gelingt es nicht diese durch die offene Testung auszulösen, so sollte die Testung mittels der Läppchenprobe – Expositionszeit 20 Minuten, Ablesung unmittelbar danach – und bei dann noch ausbleibender Reaktion mittels der Prick-Testung und dann gegebenenfalls mittels der Intracutantestung weiter durchgeführt werden. Bei der Provokation einer urtikariellen Sofortreaktion durch alle diese Testmethoden kann ein anaphylaktischer Schock oder dessen Fragmente ausgelöst werden!

5.2 Finn Chamber Test

Eine okklusive Epicutantestung ist auch mit dem von V. Pirilä entwickelten Finn Chamber Test möglich. Die damit erzielten Ergebnisse sind mit denen des Al-Test vergleichbar. Beim Finn Chamber Test wird die Testsalbe in ein Aluminiumnäpfchen eingebracht, welches einen Innendurchmesser von 8 mm, eine Tiefe von 0,5 mm und ein Volumen von 0,025 ml besitzt. Das Testareal umfaßt 60 mm^2.

Die Kammer wird nur dann zusätzlich mit Filterpapier ausgekleidet, wenn die Testsubstanz in ein flüssiges Lösungsmittel inkorporiert worden ist. Die Testkammern werden in Doppelreihen zu je 5 Stück auf Scanpor geklebt. Der Vorteil der Methode liegt darin, daß auf einem bestimmten Hautareal mehr Testungen durchgeführt werden können als mit anderen Testpflastern.

5.3 Intracutantestung

Der Epicutantest wird auch bei Kindern angewandt, um eine Allergie vom Spättyp gegenüber Tuberkulin nachzuweisen. Erwachsene werden mit Tuberkulin, Trichophytin u. ä. intracutan getestet, weil bei ihnen die Absorption solcher Antigene weniger gut als bei Kindern ist.

Die intracutane Testung wird auch für einige Kontaktallergene empfohlen, die nicht immer in ausreichender Menge absorbiert werden, wenn man sie epicutan appliziert, z. B. Neomycin, Gentianaviolett, Merthiolat, Rivanol, bestimmte Pflanzenharze und Penicillin.

In der Regel beträgt die Konzentration für die Intracutantestung nur ein Zehntel bis ein Hundertstel derjenigen, die man für die Epicutantestung empfiehlt. Salze von Chrom, Kobalt und Nickel werden in einer Lösung von 0,01 und 0,001 mol lit^{-1} injiziert und rufen gegebenenfalls Reaktionen hervor, welche vergleichbar mit denen durch entsprechende Epicutantestung sind. Man injiziert beim Patienten 0,1 ml der sterilen Testlösung intracutan. Die Reaktion wird 2–3 Tage nach der Injektion abgelesen. Eine erythematöse Papel mit einem Durchmesser von mindestens 5 mm wird als positive Reaktion gewertet.

Gelangt eine standardisierte Epicutantestung zur Anwendung, so gibt es außer für wissenschaftliche Zwecke keine klinische Indikation für diese Art der Intracutantestung.

Die Intracutantestung zur Feststellung einer Allergie vom Typ I ist nicht Gegenstand der Darstellung dieses Taschenbuchs.

5.4 Testung auf cutanen Schleimhäuten

Die Allergene, welche eine allergische Stomatitis verursachen, provozieren normalerweise auch positive Reaktionen der Haut. Andererseits ist eine Testreaktion im Bereich der Mundschleimhaut häufig negativ. Aus diesem Grund wird der Schleimhauttest nicht empfohlen und nicht geschildert.

5.5 Provokations (Usage) – Test

Dieser Test wird für die Überprüfung allergischer Testreaktionen gegenüber pharmazeutisch angefertigten Lokaltherapeutika (Fertigpräparaten) und Kosmetika empfohlen. Es handelt sich dabei um einen modifizierten offenen Epicutantest: 2 × täglich wird das zu prüfende Produkt auf die Vorderseite (Volarseite) des Unterarms dünn aufgetragen. Dies geschieht 5 Tage lang oder bis zu einer früher auftretenden Reaktion. Der Test kann variiert werden: Die Substanz wird am Ort einer zuvor aufgetretenen Dermatitis aufgebracht. Auch die unspezifisch reizenden, nicht allergenen Eigenschaften eines Produkts können so geprüft werden.

6 Epicutantestung mit nachfolgender UV-Bestrahlung (Photo Patch Testing)

6.1 Prinzip

Die photoallergische Reaktion kann man mit einer kontaktallergischen und die phototoxische mit einer toxischen Reaktion vergleichen.
Photoallergische Reaktionen werden praktisch ausschließlich durch langwelliges Ultraviolettlicht (# UV A > 320 nm) ausgelöst.
Photoallergische Reaktionen durch kurzwelliges Ultraviolettlicht (# UV B < 320 nm) kommen sehr selten vor. Sie sind in erster Linie theoretisch wissenschaftlich interessant.

6.2 Technik der Photo-Epicutantestung

Als Lichtquelle benützt man einen UV A Strahler (ohne UV B „Verunreinigung"). In den letzten Jahren sind sehr praktische Geräte für die Photochemotherapie entwickelt worden. Diese können sehr gut für die Photo-Epicutantestung (Photo Patch Testing) verwendet werden. Es werden 5–10 Joule cm^{-2} eingestrahlt.
Auflage, Abnahme und Ablesung des Photo-Epicutantests sollte folgendermaßen vorgenommen werden:

(D = Tag, also D0 = Beginn; D2 = nach zwei Tagen)

D0: Simultanexposition zweier gleicher Testblöcke mit gleicher Reihenfolge der Testsubstanzen symmetrisch auf beiden Oberarmaußenseiten oder beiderseits der Wirbelsäule auf dem Rücken.

D1: Die links aufgebrachten Teststreifen werden entfernt und wie oben angeführt bestrahlt. Die Teststreifen rechts bleiben aufgeklebt.

D2: Ablesen der Testreaktionen links. Abnehmen der Teststreifen rechts und Ablesen der Testreaktionen rechts. Zukleben der getesteten Region rechts mit nichttransparentem Pflaster, z. B. Al-Test auf Scanpor ohne Testsubstanzen.

D3–D5: Wiederholung der Maßnahmen wie an D2.

Nur wenn Testorte links allein reagieren darf die Testreaktion als photoallergisch gewertet werden.
Positive photoallergische Reaktionen entsprechen einfachen Epicutantestreaktionen. Photoallergische und kontaktallergische Reaktionen können durch ein und dieselbe Testsubstanz bedingt sein.
Falls eine photoallergische Reaktion gegenüber einem Medikament, welches systemisch verordnet wurde, aus berechtigten Gründen zur Testung gelangt, muß die therapeutische Dosis 2 Tage lang vor der eigentlichen Bestrahlung verabfolgt werden. Ein 1–2 cm großes Hautfeld, dessen Rand man mit einem schwarzen nicht-transparenten Papier abschirmt, sollte anschließend bestrahlt werden. Die Resultate werden nach weiteren 2 Tagen abgelesen.
Die Photo Patch Test-Reaktionen werden analog zu einfachen Testreaktionen protokolliert (s. S. 29).

Ph?+ *Zweifelhafte* Reaktion
Ph+ *schwache* Reaktion
Ph++ *starke* Reaktion
Ph+++ *sehr starke* Reaktion
Ph– *negative* Reaktion
Ph T *phototoxische* Reaktion
Ph NT *kein* Phototest ausgeführt

6.3 Indikationen

Man sollte Photo Patch Testing nur bei solchen Patienten durchführen, *welche das klinische Bild einer photoallergischen Kontaktdermatitis zeigen.*
Sie besitzt gewöhnlich ein sehr charakteristisches Aussehen mit Ausnahme einer ausschließlichen Lokalisation auf den Handrücken.
Phototoxische Reaktionen, z. B. durch Pflanzen, sind keine Indikation für den Photo Patch Test.

Tabelle 6. Photoallergen-Testblock (Testvehikel: dickflüssiges Paraffin, Polyaethylen)

	%
Chlorpromazinhydrochlorid[a]	2
5-Brom-4'-chlorsalicylanilid[a]	2
Promethazinhydrochlorid[a]	0,1
Bamipin-hydrochlorid[a]	2
Furosemid[a]	1
Tribromsalan[a]	1
Sulfanilamid[a]	10
Hexachlorophen[a]	3
Chlorphenoxaminhydrochlorid[a]	1,5
Alimemazin-(RR)-tartrat[a]	1
Musk ambrette	1
6-Methylcoumarin	1
Fentichlor	1

[a] Diese Substanzen werden als Ergänzungs-Epicutantest „Photoallergene" von Hermal angeboten

Dieser Test kann durch Substanzen, welche als mögliche Photoallergene gekennzeichnet sind (Tabelle 23) ergänzt oder modifiziert werden

Wenn eine bestimmte Substanz nach ihrer Neueinführung eine beträchtliche Zahl photoallergischer Kontaktdermatitiden hervorgerufen hat, sollte man keine Routinetestung mehr mit ihr durchführen. Besteht der Verdacht einer photoallergischen Kontaktdermatitis, sollte man einen Testblock mit Photokontaktallergenen prüfen, mit denen man nach Jung mehr als 80% aller bis jetzt bekannt gewordener Photokontaktallergien erfaßt (Tabelle 6, Fußnote a).

Will man neue, bis dahin unbekannte Substanzen als mögliche Photoallergene testen, ist neben Beachtung der bereits aufgeführten Regeln (s. S. 12) zusätzlich notwendig zwischen phototoxischen und photoallergischen Reaktionen zu unterscheiden.

Die Stärke der Reaktion und deren zeitliche Entwicklung sind dazu nicht unbedingt geeignet. Auch die Relevanz der photoallergischen Reaktion muß durch eine ausreichende Zahl (20!) negativ bleibender Kontrollen gesichert sein.

7 Allgemeine Allergen-(Ekzematogen)Kunde

7.1 Charakteristik der Kontaktallergene als Testreagentien

Es gibt Testsubstanzen, welche in keiner Konzentration und unter keiner äußerlich modifizierbaren Bedingung die Haut obligat zu reizen vermögen. Solche Substanzen sind beispielsweise das Benzocain, die Lanolinalkohole oder das Neomycin.
Andere Testsubstanzen reizen in höherer Konzentration oder unter bestimmten Bedingungen, z. B. durch verlängerte Exposition, besondere Okklusion oder verstärkte Penetration, die Haut toxisch. Bei solchen Substanzen ist auf eine entsprechende Verdünnung der Testsalbe oder Testlösung und auf die Einhaltung der Empfehlungen zur Testtechnik im besonderen Maß zu achten. Fakultativ toxische Substanzen sind z. B. Kaliumdichromat, Kobaltchlorid, Nickelsulfat oder Formaldehyd.
Abgesehen von einer solchen Einteilung der Kontaktallergene können sie auch nach folgenden Gesichtspunkten geordnet werden:

1. Chemisch bestimmbare Stoffe (zunächst ohne Berücksichtigung des chemischen Reinheitsgrades)
2. Natürliche Gemische
3. Künstliche Gemische (s. a. Tabelle 7).

Das Auffinden des eigentlichen Allergens bei festgestellter Kontaktallergie gegenüber natürlichen Gemischen ist schwierig und fast stets nur von wissenschaftlichem Interesse. Es ist für Arzt und Patienten bedeutungsvoll, z. B. über eine Kontaktallergie gegen Perubalsam informiert zu sein, aber unwesentlich, welcher der zahlreichen Inhaltsstoffe das verantwortliche Allergen gewesen ist.

Tabelle 7. Charakteristik der Testsubstanzen (Beispiele)

Chemisch bestimmbare Substanzen	Natürliche Gemische	Künstliche Gemische
Chlorjodhydroxychinolin	Lanolin	Paraben-Cocktail
Ethoform (Benzocain)	Perubalsam	Thiuram-Mix
Formaldehyd	Tct. Benzoes	PPD-Mix
Kaliumdichromat	Kolophonium	Naphthyl-Mix
Kobaltchlorid	Steinkohlenteer	Carba-Mix
Mafenid	Holzteer	Duftstoff-Mix
Neomycin		Kosmetische und pharmazeutische Fertigpräparate
Nickelsulfat		
Methylparaben		

Reaktionen gegen künstliche Mischungen wie gegen eine handelsübliche Fertigsalbe oder gegenüber einem Test-Cocktail sind anders zu bewerten.
So können bei einem Kombinationspräparat, das Corticosteroide und Neomycin enthält, sowohl Neomycin als auch in dem Vehikel als Emulgator enthaltene Lanolinalkohole oder Parabene als Konservierungsmittel für die Kontaktallergie verantwortlich sein, eine Tatsache, die es im Interesse des Patienten aufzuklären gilt.
Oft werden Reaktionen aus gleichzeitig mitgetesteten Standardtestsubstanzen (s. Tabelle 2) wichtige Hinweise zur Analyse der Reaktion gegenüber dem Fertigpräparat liefern, manchmal aber ist es nötig, die Inhaltsstoffe des entsprechenden Präparates zunächst zu erfragen und dann testanalytisch zu prüfen.

7.2 Test-Cocktails (Mischungen von Testsubstanzen)

Eine Reihe von Mischungen von Testsubstanzen werden als handelsübliche Testsalben angeboten (Tabelle 8).
Bei ihrer Herstellung ist darauf zu achten, daß die genannten Substanzen nicht miteinander reagieren und dadurch neue unbekannte Teststoffe entstehen, daß die Testkonzentration der einzelnen Substanz für die Auslösung einer allergischen Reaktion ausreicht und die Summe aller keine toxischen Reaktionen bedingt.
Es gibt mehrere Gründe, die Testung solcher Cocktails zu empfehlen:

Tabelle 8. Handelsübliche Testsubstanz-Mischungen (= Cocktails = Mixe)

Bezeichnung des Testcocktails	Charakterisierung
Carba-Mix	Gummichemikalien (Carbamide)
Cain-Mix	Lokalanaesthetika (Derivate der p-Aminobenzoesäure)
Duftstoff-Mix	Duftstoffe (verschiedener chemischer Provenienz)
Mercapto-Mix	Gummichemikalien (Mercaptoderivate)
Naphtyl-Mix	Gummichemikalien (Naphtylamine)
Parabene	Konservierungsmittel (p-Oxybenzoesäureester)
PPD-Mix	Schwarzgummichemikalien (PPD-Derivate)
Thiuram-Mix	Gummichemikalien (Thiuramverbindungen)

Zusammensetzung der Testcocktails s. Tabelle 23

Bei zahlreichen Fertigpräparaten der kosmetischen und in einigen Ländern auch der pharmazeutischen Industrie ist zum Beispiel der Gehalt an Konservierungsmitteln unbekannt. Da es sich bei diesen sehr häufig um einen Ester der p-Hydroxybenzoesäure handelt, kann ein Gemisch dieser Ester bei der Testung die grundsätzliche Klärung der Fragen einer entsprechenden Kontaktallergie herbeiführen, wobei es letztlich gleichgültig ist, welcher der Ester im einzelnen das auslösende Allergen war, zumal sie untereinander sehr häufig auch Gruppenallergien (s. S. 52) bedingen.
Die Fülle potent allergener Gummichemikalien gibt Anlaß, diese gewissermaßen geballt zu prüfen, da die Testung der einzelnen Substanzen zu aufwendig wäre. Eine Aufschlüsselung von Reaktionen gegenüber Gummichemikalien ist nur in Einzelfällen, z. B. bei Begutachtung oder aus wissenschaftlichem Interesse erforderlich.
Dagegen empfiehlt es sich, den Cain-Cocktail und den Medikamenten-Cocktail, die Substanzen recht unterschiedlicher Art enthalten, aufzuschlüsseln. Unter Cainen werden hier nur Anaesthetika, welche Derivate der p-Aminobenzoesäure sind, verstanden. Diese Terminologie stimmt mit der pharmakologisch üblichen nicht überein.

7.3 Gruppenallergie

Nicht selten reagiert der Patient auf zahlreiche Stoffe, die chemisch verwandt sind, gleichartig. Der Organismus, der anfangs nur durch einen einzigen solchen Stoff sensibilisiert worden ist, kann bei späterer Exposition nicht mehr zwischen dem ursprüngliche verantwortlichen Sensibilisator und jenen anderen, chemisch strukturell verwandten Substanzen unterscheiden. Die Sensibilisierung oder Präparation erfolgt also durch *einen,* die Auslösung der kontaktallergischen Krankheit bzw. das Testekzem, *auch durch andere* sehr ähnliche chemische Stoffe. Der technische und pharmakologische Charakter dieser chemisch verwandten Stoffe kann völlig verschieden sein. Die sensibilisierende Substanz kann beispielsweise ein Farbstoff und die auslösenden Substanzen können außerdem Lokalanaesthetika, Salbenkonservierungsmittel oder Lederbeizen sein (s. Tabelle 3). Man faßt solche Stoffe als Gruppenallergene zusammen.

Der geschilderte nosologische Vorgang wird als Gruppenallergie bezeichnet. Mehrere solcher Gruppenallergien sind bekannt geworden, z. B. reagieren die Derivate der p-Aminobenzoesäure, die Ester der p-Oxybenzoesäure (s. Tabelle 9), die Oxychinolinderivate (S. 62), die mit Neomycin verwandten Antibiotika (S. 76) im Sinne der Gruppenallergie. Man kann die Gruppenallergie als eine Sensibilisierung gegenüber einem Allergenkern, der allen diesen Stoffen gemeinsam ist, ansehen. Es empfiehlt sich, die Patienten bei entsprechender Reaktion auf die Bedeutung der Gruppenallergien hinzuweisen und ihnen die zahlreichen, oft sehr unterschiedlichen Auslösungsmöglichkeiten darzulegen.

Tabelle 9. Gruppenallergie-Beispiele

p-Aminobenzoesäure-Derivate

$H_2N-C_6H_4-COO-R$

$R = -CH_2-CH_3$	Ethoform (Benzocain)[a] Oberflächenanaesthetikum = 4-Amino-benzoesäure-äthylester

Tabelle 9 (Fortsetzung)

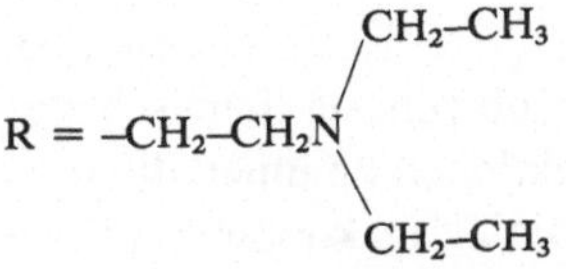

Struktur	Substanz	
R = $-CH_2-CH_2N(CH_2-CH_3)_2$	Procain[a] Lokalaesthetikum Geriatrikum = 4-Amino-benzoesäure-[2-diäthylamino-äthylester] Hydrochlorid	
R = $-CH_2-CH(-N(CH_2-CH_3)_2)-CH_2-CH(CH_3)-CH_3$	Leucocinocain Lokalanaesthetikum = 4-Amino-benzoesäure-[2-diäthylamino-4-methyl-pentylester]	

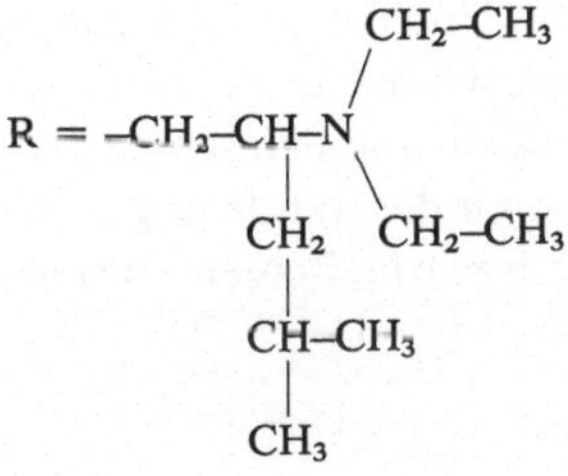

Anilin-Derivate

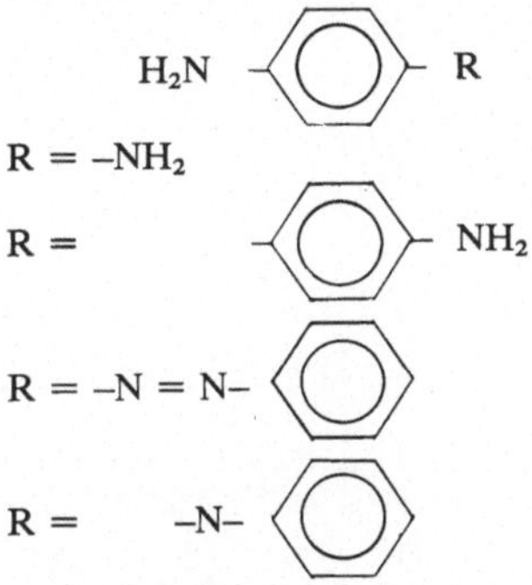

$H_2N-C_6H_4-R$

Rest	Substanz	Verwendung
R = $-NH_2$	= p-Phenylendiamin[a]	Farbstoff
R = $-C_6H_4-NH_2$	= Benzidin	Farbstoff Reagens
R = $-N=N-C_6H_5$	= p-Aminoazobenzol[a]	Farbstoff
R = $-N-C_6H_5$	= p-Aminodiphenylamin[a]	Farbstoff

Chemisch verwandte Substanzen, welche auch gruppenallergisch mit den o. a. reagieren können

Substanz	Verwendung
Mafenid[a]	Chemotherapeutikum
p-Toluylendiamin-Sulfat[a]	Farbstoff

p-Oxybenzoësäureester
HO-C_6H_4-COO-R
R = CH_3 Methylparaben
R = C_2H_5 Äthylparaben
R = C_3H_7 Propylparaben
R = C_4H_9 Butylparaben
R = $CH_2-C_6H_5$ Benzylparaben

[a] Fertige Testsalbe samt Bezugsquelle s. Tabelle 23

7.4 Koppelungsallergie

Nicht selten beobachtet man, daß bestimmte Stoffe gemeinsam bei demselben Patienten Reaktionen auslösen, obwohl sie chemisch miteinander nicht verwandt sind. Solche Reaktionen kommen dadurch zustande, daß sie bei der Exposition gebündelt (gekoppelt) auf den sensibilisierbaren Organismus treffen. Solche expositionellen Bündelungen sind beispielsweise bei Patienten mit Unterschenkelekzemen durch entsprechende Medikamente gegeben, welche die potenten Allergene Neomycin, Lanolin und Parabene in ein und demselben Fertigpräparat enthalten, oder sie kommen durch die Bündelung in einem Arbeitsstoff, z. B. Chromate und Kobaltsalze im Zement, zustande.

8 Spezielle Kontaktallergenkunde (Ekzematogene)

8.1 Aethylendiamindihydrochlorid

$$\left[\begin{array}{c} H \qquad\qquad\qquad\qquad\qquad H \\ \diagdown + \qquad\qquad\qquad\qquad + \diagup \\ H-N-CH_2-CH_2-N-H \\ \diagup \qquad\qquad\qquad\qquad\qquad \diagdown \\ H \qquad\qquad\qquad\qquad\qquad H \end{array}\right]^{++} 2\,Cl^{-}$$

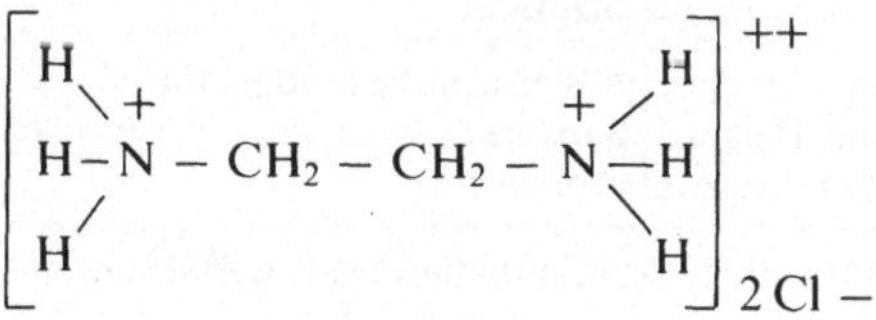

Als Allergen in Arzneimitteln und Kosmetika (Fertigpräparaten) sowie in Berufsnoxen beobachtet. Die Häufigkeit des Vorkommens einer relevanten Aethylendiamindihydrochloridallergie verhält sich direkt proportional zur Menge der verbrauchten corticoidhaltigen Externa, welche diese Substanz als Stabilisator enthalten. Sie schwankt zwischen ungefähr 1% in Europa und über 15% in den USA der registrierten positiven Testreaktionen. Deshalb kann in Mitteleuropa auf die Testung der Substanz in einem Standardtestblock verzichtet werden. Sie sollte aber bei entsprechender Indikation in einem Salbengrundlagen- und Konservierungsmittelblock mitgetestet werden. In Nordamerika gehört Aethylendiamindihydrochlorid zu den wichtigsten potentiellen Kontaktallergenen. Deshalb ist es in den von der NACDG und ICDRG empfohlenen Standardtestblöcken enthalten. Die Substanz kann auch Sofortreaktionen (Allergietyp I) hervorrufen und systemisch ebenso hämatogene allergische Kontaktdermatitiden wie morbilliforme Exantheme auslösen.
Vorkommen: s. Tabelle 10
Gruppenallergie: s. Tabelle 11
Testkonzentration: 1%
Testvehikel: Vaseline

Tabelle 10. Unter Verwendung der Angaben von Pevny, Schäfer 1980. Dermatosen in Beruf und Umwelt 28, 35–40 und Malten 1976

Aethylendiamindihydrochloridverwendung in verschiedenen Produkten als

Lösungsmittel: Farben, Wachse, Insektizide, Fungizide, Pestizide, Germizide (in Industriegels), Injektionslösungen (Promethazin, Theophyllin), Albumin, Casein, Schellack, Schwefel

Stabilisator: Kunstfasern, Kosmetika, Lokaltherapeutika (corticoidhaltige Externa)

Vulkanisationsbeschleuniger: Gummifertigwaren

Härter: Epoxidharze
Bindemittel: Asphaltbefeuchter

Korrosionsschutzmittel: Kühl- und Frostschutzmittel

Ausgangs- und Zwischenprodukt: Arzneimittelsynthese besonders für Antihistamine, Phenothiazine, Piparazinderivate, Benzathin-Penicillinverbindungen, Aminophyllin

Ferner ist es in einigen Farbfilmentwicklern enthalten und in Harnansäuerungspräparaten (Tiermedizin)

Tabelle 11. Substanzen, welche gruppenallergische Reaktionen bei Kontaktallergien gegen Aethylendiamindihydrochlorid verursachen können

Tripelenamin Mepyramin Methapyrilen Chlorpyrilen Antazolin	Antihistamine[a]
Promethazin	Phenothiazin[a]
Piperazincitrat	Konservierungsmittel, Wurmmittel, Gummichemikalie[b]
Hydroxyzin	Ataracticum
Diäthylentriamin	Lösungsmittel für Farbstoffe[a]

[a] Möglicherweise auch noch gegen weitere chemisch ähnliche Antihistamine bzw. Phenothiazine

[b] Außerdem Ausgangsstoff bzw. Zwischenprodukt für oder bei der Synthese zahlreicher und verschiedenartiger Produkte

Eine Gruppenallergie gegenüber Äthylendiamintetraacetat wird im allgemeinen nicht für möglich gehalten. Einzelbeobachtungen bedürfen der Bestätigung

8.2 Benzocain (Ethoform)

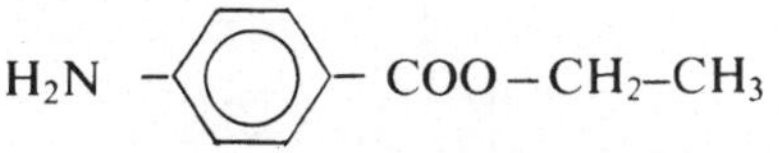

$H_2N-C_6H_4-COO-CH_2-CH_3$ Ethoform

= 4-Amino-Benzoesäure-äthylester

Wegen seiner sehr weiten Verbreitung als Oberflächenanaesthetikum beobachtet man in Deutschland noch zahlreiche Testreaktionen. Ca. 60% von ihnen werden als relevant angesehen. Es wird 0,2–20%ig in Brandsalben, schmerz- oder juckreizstillenden Salben, Streupudern, Haarentfernungscremes (Augenbrauen), Sonnenschutzmitteln, Rasiercremes, Rasierwässern und Haftmitteln für Zahnprotesen eingebracht. In Frauenkliniken werden benzocainhaltige Salbenverbände zur Schmerzbekämpfung nach Episiotomien angewandt. Es kann auch in Dragees, Lutschbonbons und Oblaten gegen Brechreiz, Husten, Hals- und Kehlkopfschmerzen enthalten sein. Es dient gelegentlich als Mittel gegen die Reisekrankheit von Kleintieren. Besonders bei Patienten, welche an einer Unterschenkelstauungsdermatitis bzw. Unterschenkelgeschwüren oder an Analekzemen leiden, sollte Benzocain getestet werden.

Benzocain kann außerdem andere Perioate der p-Aminobenzoesäure antaminieren. Gruppenallergie: p-Aminobenzoesäurederivate, Mafenid (Tabelle 9)

Koppelungsallergie: Unterschenkel-Testblock (s. Tabelle 3)

Testkonzentration: 5%

Testvehikel: Vaseline

8.3 p-tertiäres Butylphenol-Formaldehyd-Kunstharz

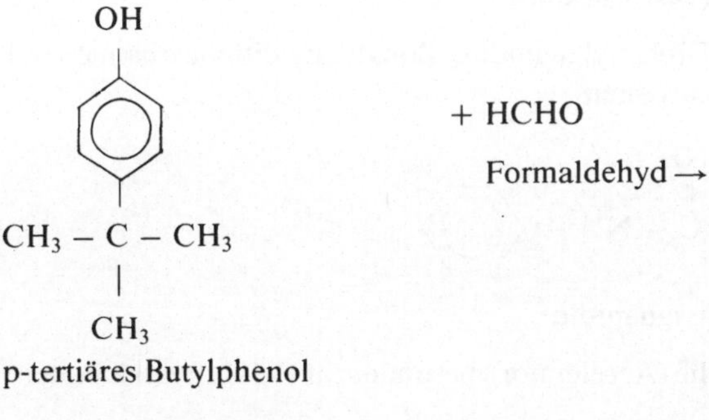

OH

(Benzolring)

$CH_3 - C - CH_3$

CH_3

p-tertiäres Butylphenol

+ HCHO

Formaldehyd →

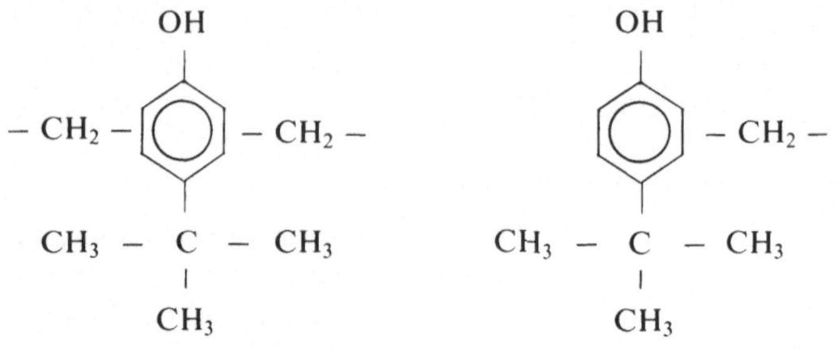

OH OH

$- CH_2 -$ $- CH_2 -$ $- CH_2 -$

$CH_3 - C - CH_3$ $CH_3 - C - CH_3$

CH_3 CH_3

p-tertiäres Butylphenol Formaldehyd

Als eigentliche Allergene werden ein aus vier p-tertiären Butylphenolmolekülen über Methylenbrücken linear verknüpftes Viererkondensat bzw. der 2-Hydroxy-5-tertiäre Butylbenzylalkohol (nach Schubert und Agatha, s. Bandmann-Dohn 1983) angesehen. Dies Kunstharz wird vor allem als Kleber für Lederwaren und Gummiartikel verwendet. Für Schuhmacher und andere Lederverarbeiter kann es deshalb zur Berufsnoxe werden. Bei Fußekzemen ist ebenso wie bei Uhrarmbandekzemen an die Substanz als Allergen zu denken. Die Substanz kann nicht zur Testung von Phenol-Formaldehydkunstharzen verwendet werden.

Gruppenallergien mit anderen Formaldehydkunstharzen sind ebensowenig bekannt wie solche zu anderen parasubstituierten aromatischen Verbindungen.

Kopplungsallergien mit Formaldehyd sind beschrieben worden.

Testkonzentration: 1%

Testvehikel: Vaseline

8.4 Carba-Mix (Test-Cocktail)

Enthält je 1% Diphenylguanidin, Zinkdiäthyldithiocarbamat und Zinkbutyldithiocarbamat

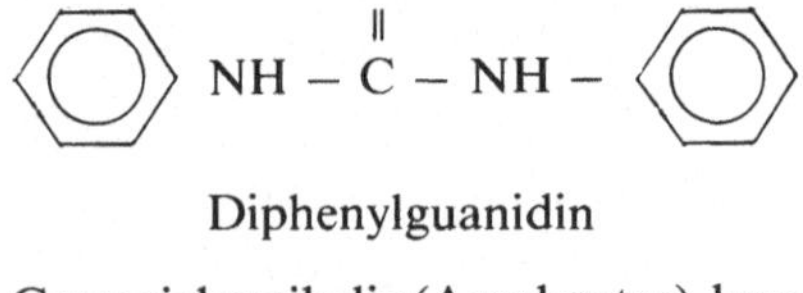

NH

‖

NH – C – NH –

Diphenylguanidin

Gummichemikalie (Accelerator), besonders in Heißluftvulkanisaten.

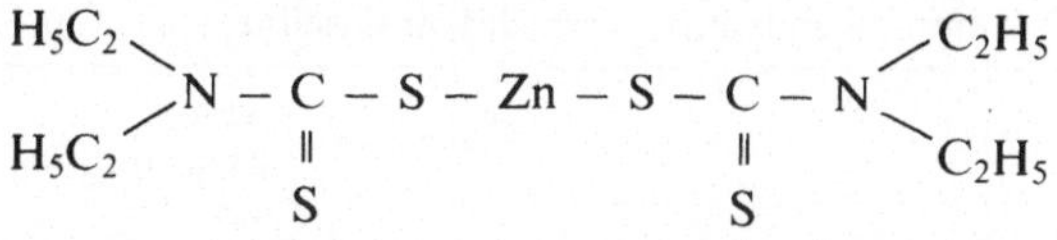

$$\begin{array}{l} H_5C_2 \\ \!\!\!\!\!\!\!\!\!\searrow \\ \end{array} \!\!\! N - \underset{\underset{S}{\|}}{C} - S - Zn - S - \underset{\underset{S}{\|}}{C} - N \!\!\! \begin{array}{l} C_2H_5 \\ C_2H_5 \end{array}$$

Die Strukturformel in linearer Form: $(H_5C_2)_2N-C(=S)-S-Zn-S-C(=S)-N(C_2H_5)_2$

Zinkdiäthyldithiocarbamat

Gummichemikalie (Accelerator) und Pflanzenschutzmittel

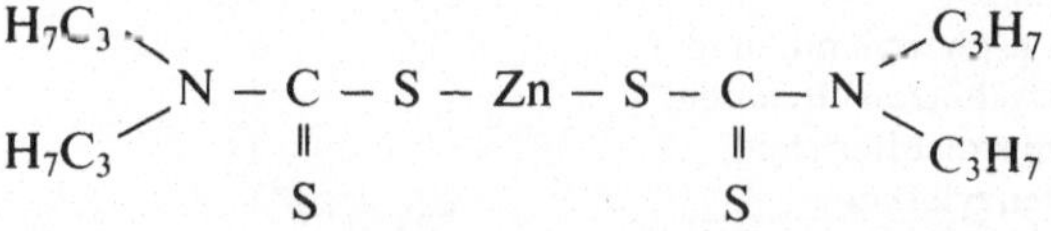

$$(H_7C_3)_2N-\underset{\underset{S}{\|}}{C}-S-Zn-S-\underset{\underset{S}{\|}}{C}-N(C_3H_7)_2$$

Zinkdibutyldithiocarbamat

Gummichemikalie (Accelerator)

Die aufgeführten Verbindungen sind sowohl für Arbeiten in der herstellenden bzw. verarbeitenden Industrie wie gelegentlich für Verbraucher Kontaktallergene.
Gruppenallergie: Andere Dithiocarbamate
Kopplungsallergie: Gummichemikalien anderer chemischer Provenienz (s. Tabelle 13).
Testkonzentration: 3% (Zusammensetzung s. o.)
Testvehikel: Vaseline

Tabelle 12. Ekzemlokalisation und auslösender Gummigegenstand

Ekzemlokalisation	Auslösender Gummigegenstand
Finger	Gummifingerlinge, Radiergummi
Hand und Handgelenk	Gummihandschuhe
Fuß und Unterschenkel	Gummistiefel
Bein	Elastische Binde
Gürtellinie	Gummiband
Genital	Condom
Periorbital, Schläfen	Gummischutzbrille oder -maske

Tabelle 13. Allergene Gummichemikalien (Testvehikel: Vaseline)

Testsubstanz	Test-konzentration %
Tetramethylthiuramdisulfid[a] (TMTD)	2
Tetramethylthiurammonosulfid[a] (TMTM)	1
Tetraäthylthiuramdisulfid[a]	1
Dipentamethylenthiuramdisulfid[a]	1
Mercaptobenzothiazol[a] (MBT)	2
2-Mercaptobenzimidazol[a]	1
N-Phenylcyclohexyl-p-phenylendiamin[a]	1
N-Cyclohexyl-2-benzothiazolsulfenamid[a]	1
N-Diäthyl-2-benzothiazolsulfenamid[a]	1
Hydrochinonmonobenzyläther[a]	1
1,3-Diphenylguanidin[a]	1
Phenyl-β-naphthylamin[a]	1
Isopropylaminodiphenylamin[a]	0,1
1,4'-Dihydroxydiphenyl[a]	0,2
Benzoylperoxyd[a]	1
2,2'-Methylen-bis-(4-methyl-6-tertiärbutylphenol)[a]	1
Hexamethylentetramin[a]	1
Bis-(diäthyldithiocarbaminsaures) Zink[a]	1
Diphenyl-p-phenylendiamin[a]	1
Morpholinylmercaptobenzothiazol	1
Di-β-naphthylthiuramdisulfid[a]	1
Bis-(dibutyldithiocarbaminsaures) Zink[a]	1

[a] Fertige Testsalbe samt Bezugsquelle s. Tabelle 23

8.5 Cain-Mix (Test-Cocktail)

Enthält unterschiedliche Konzentrationen (s. Tabelle 23) von Benzocain (s. 8.2), Amethocainchlorid und Cinchocain.

$$CH_3-(CH_2)_3-NH-C_6H_4-\underset{\underset{O}{\|}}{C}-O-CH_2-CH_2\cdot N\begin{matrix} CH_3 \\ CH_3 \end{matrix}$$

· Amethocain

Als Hydrochlorid und als Nitrat unter dem Namen Tetracain bzw. Pantocain bekannt. Lokal- bzw. Oberflächenanaesthetikum.

$$\text{(Chinolin-Ring)}-O-CH_2-CH_2-CH_2-CH_3$$

$$O=C-NH-CH_2-CH_2-N\begin{matrix} CH_2-CH_3 \\ CH_2-CH_3 \end{matrix}$$

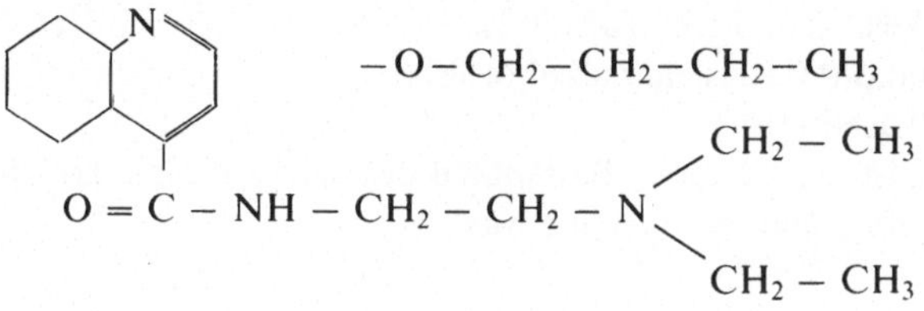

Cinchocain

Lokal- und Oberflächenanaesthetikum.
Gruppenallergie: bei Allergie gegen Benzocain (s. Tabelle 9).
Kopplungsallergie: bei Benzocainallergie s. Unterschenkelblock (Tabelle 3).
Testkonzentration (Mix): 7% (s. Tabelle 23)
Testvehikel: Vaseline

8.6 Cetylstearylalkohol

$CH_3 \cdot (CH_2)_{14} \cdot CH_2OH$ Cetylalkohol

$CH_3 \cdot (CH_2)_{16} \cdot CH_2OH$ Stearylalkohol

Die beiden Alkohole können jeder für sich chemisch rein nicht getestet werden. Auch in weitgehend gereinigten Präparaten zeigt der eine Alkohol stets Spuren von Verunreinigung durch den anderen. Praktisch ist dies bedeutungslos, denn die beiden Alkohole finden als Mischung Anwendung als Salbengrundlage (= Lanette O) in pharmazeutischen und kosmetischen Präparaten. Emulgierend wirkt dies Alkoholgemisch nach Zusatz des nicht allergenen Natriumcetylstearylsulfats (= Lanette E). Diese Mischung (= Lanette N) wirkt ebenso allergen wie der Cetylstearylalkohol allein.
Weitere Verwendungszwecke der Substanz:
Schaumbremse in Detergentien, Verdunstungsschutzmittel und Textilhilfsmittel.

Kontaktallergien werden vor allem bei Patienten mit Unterschenkelgeschwüren bzw. Stauungsdermatitiden beobachtet.
Kopplungsallergie: Salbengrundlagen, Konservierungsmittel (s. „Unterschenkelekzemblock" Tabelle 3).
Testkonzentration: Cetylstearylalkohol 30%
Testvehikel: Vaseline
Die Substanz ist der allergene Bestandteil des als Testsalbe (Trolab Nr. 1200) angebotenen „emulsifying wax".

8.7 **Chinoform** (Clioquinol, Vioform)

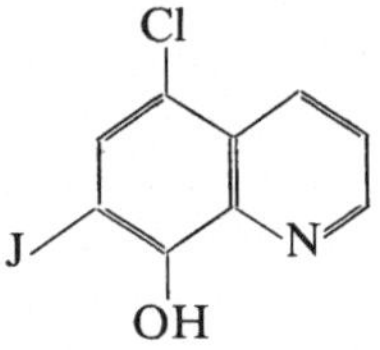

Cl

J N

OH

Chlorjodhydroxychinolin
= 5-Chlor-7-jod-8-hydroxy-chinolin

Wird als Desinfiziens Lokaltherapeutika auch in Kombination mit Corticoiden zugesetzt. Es wirkt sowohl bakterizid wie mykozid. Als enteral wirkendes Desinfiziens wird es gleichfalls verordnet.

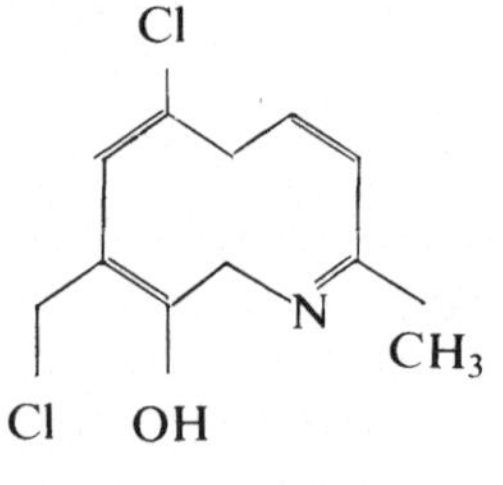

Cl

N CH_3

Cl OH

Chlorchinaldol
(Sterosan)

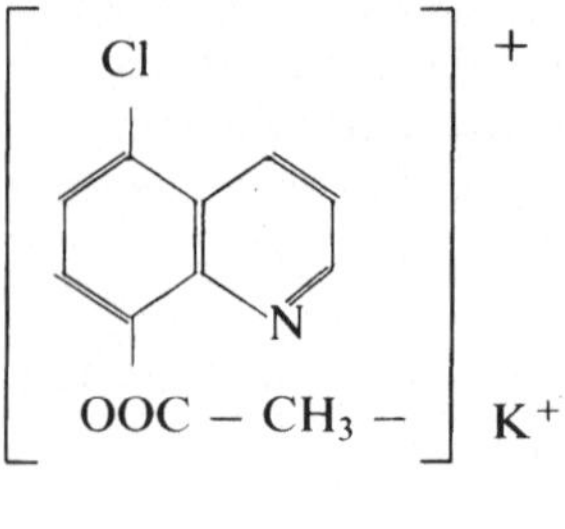

Cl

N

OOC – CH_3 –] +

K^+

SO_4 – –
Oxin-Kaliumsulfat (Chinosol)

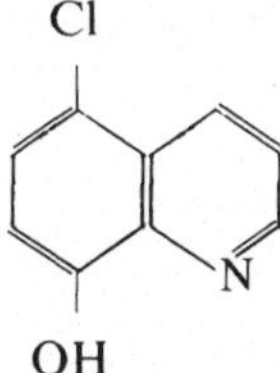

5-Chlor-8-hydroxychinolin
(Chlorisept, Dermofungin A)

Eine Sensibilisierung scheint in den Ländern, in welchen die Substanzen in Salben oder Cremeform der erkrankten Haut angeboten werden, häufiger zu sein, als dort, wo man sie in Pasten und Lotionen inkorporiert anwendet.
Besonders bei Patienten, welche an Unterschenkel- oder Fußekzemen leiden, sollten sie getestet werden.
Gruppenallergie: mit Oxychinolinderivaten
Testkonzentration: Chlorjodhydroxychinolin 5%
Testvehikel: Vaseline.

8.8 Dichromatsalze (Kaliumdichromat)

Das eigentliche Allergen ist das Dichromation. Es gehört zu den am häufigsten sensibilisierenden Substanzen und ist – meist in Spuren – fast ubiquitär anzutreffen. Aus diesem Grunde neigen Patienten mit einer Kontaktallergie gegen Dichromate zu chronisch rezidivierenden Ekzemen, die sich nur durch die genaue Aufklärung des Patienten über das Vorkommen dieses Kontaktallergens in vielen Gebrauchsgegenständen und Arbeitsstoffen erfolgreich behandeln lassen. Ein an Dichromatkontaktallergie leidender Arbeiter läßt sich deshalb nur schwer in anderen Berufen unterbringen. Da manche von den in Tabelle 10 aufgezählten Materialien auch Kobalt enthalten, ist eine entsprechende Koppelungsallergie keineswegs selten. In besonderem Maße erkranken Arbeiter, die Umgang mit Zement haben an Dichromatekzemen.
Koppelungsallergie: Kobaltchlorid, Nickelsulfat.
Testkonzentration: 0,5%, 0,1% (s. S. 13)
Testvehikel: Vaseline.

Tabelle 14. Dichromathaltige Arbeitsmaterialien und Gebrauchsgegenstände

Gebrauchsgegenstände und Arbeitsmaterialien	Beispiele
Zement	
Zementhärter	
Zementkleber	
Zementverputz	
Korrosionsschutzmittel	in Ölen, Fetten, Gefrierschutzmitteln
Schneidöle	
Auftausalze	
Farbstoffe	in grünen oder roten Druckfarben, Glasfarben, Papierfarben, Steindruckfarben, Malerfarben, Zementfarben, Gummi, Porzellanfarben, Tinte, Tätowierungen, Kunststoff, feuerfesten Farben
Pilzschutzsalze	Holz- und Grubenholzimprägnation
Leder	Gerbstoffe
Photochemikalien	Fixationsmittel, Entwickler, Töner, Papierwaren, Farbfilmentwickler, Abschwächer
Laborchemikalien	Histologie, Milchprüfung
Feuerwerkstoffe	
Zündholzköpfe	
Holzasche	auch von Zündhölzern
Rauch	bei Schweißarbeiten
Chromierung	Galvanisation
Galvanisierte Bleche	
Mattierungen	Metallurgische Industrie
Bleichmittel	Eau de Javelle
Textilien und Pelze	Faserschutz, Imprägnation vor Färbung
Gießformen	Schwerindustrie, Metallurgische Industrie
Chromgelatine	Autoarmaturen
Künstliche Papierblumen	
Chemische Industrieprodukte	Katalysatoren, Kontakthersteller
Büromaterialien	Lichtpauspapiere, Tinten, Kugelschreiberfarbstoffe

Chromate können mit dem Diphenylcarbazid-Test in Arbeitsmaterialien nachgewiesen werden:

1. Eine Probe des zu prüfenden Materials wird mit heißem Wasser extrahiert.
2. Der Extrakt wird gegebenenfalls gefiltert.
3. Das Filtrat bzw. der Extrakt wird mit einer 10% Salzsäure angesäuert.

4. Einige Tropfen einer 1% alkoholischen Lösung von Diphenylcarbazid werden hinzugefügt.
5. Bei bleibender Rotfärbung: Chromate vorhanden.
   Nachweis gelingt noch bei einem Gehalt von $1:1 \cdot 10^{-6}$.

(Nach Cronin 1980)

8.9 Duftstoffmischung (Test-Cocktail)

Enthält je 2% Zimtalkohol, Zimtaldehyd, Eugenol, Amylzimtaldehyd, Hydroxycitronellal, Geraniol, Isoeugenol, Eichenmoosextrakt.

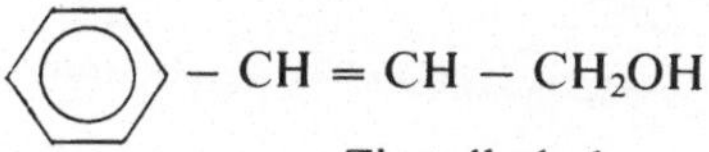

$$C_6H_5-CH=CH-CH_2OH$$

Zimtalkohol

Wird als Duftstoff mit blumiger Note zahlreichen Toilettenartikeln und Kosmetika zugesetzt. Findet sich meist verestert natürlich in Hyazinthenöl, frischen Pappelblüten, Perubalsam, Tct. Benzoës und Styrax.

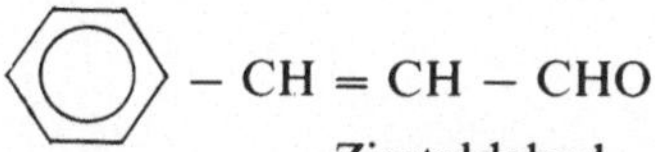

$$C_6H_5-CH=CH-CHO$$

Zimtaldehyd

Wird als Duftstoff Toilettenartikeln und Parfümen zugesetzt. Auch als Aromastoff (Zimtersatz) in Gewürzen gebraucht. Kommt natürlich u.a. in Zimtblattöl, Cassiaöl, Patschuliöl und Lavendelöl vor.

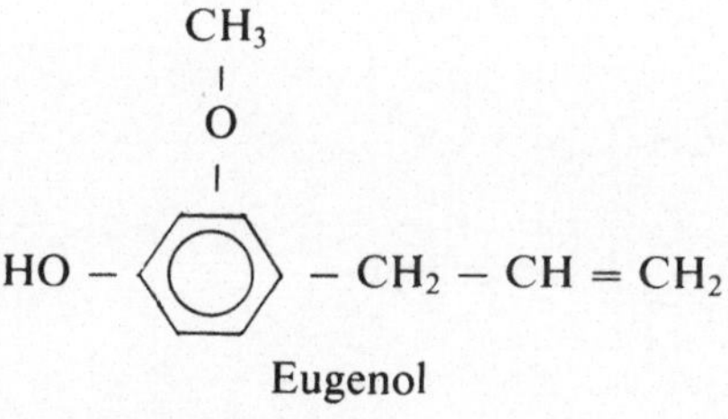

$$HO-C_6H_3(-O-CH_3)-CH_2-CH=CH_2$$

Eugenol

Duftstoff für Toilettenartikel. Dient zur Herstellung von Vanillin. Findet sich natürlich in Nelkenöl, Pimentöl, Pimentblattöl, Bayöl, Zimtöl, Hyazinthenöl, Sassafrasöl und Tuberoseöl.

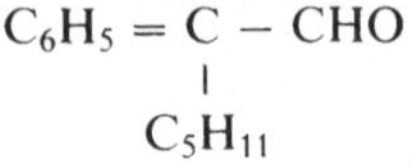

$$C_6H_5 = \underset{\displaystyle C_5H_{11}}{\underset{|}{C}} - CHO$$

Amylzimtaldehyd

Jasminartiger Duftstoff. Wird zahlreichen Toilettenartikeln zugesetzt.

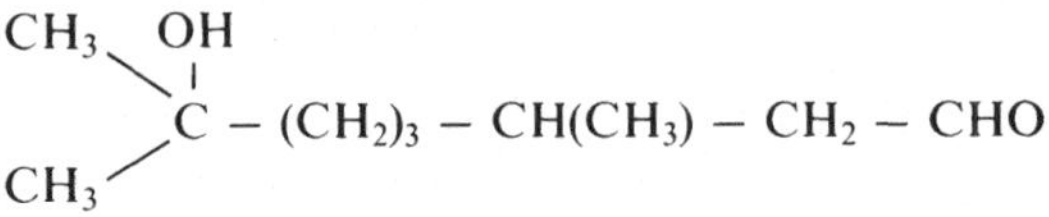

$$(CH_3)_2C(OH) - (CH_2)_3 - CH(CH_3) - CH_2 - CHO$$

Hydroxycitronellal

Süßblumiger Duftstoff in Kosmetika, Seifen und Parfüms. Aromastoff für Getränke, Puddings, Backwaren, Tabak und Kaugummi. Kommt natürlich u. a. in Flieder, Maiglöckchen, Lilie und Lindenblüten vor.

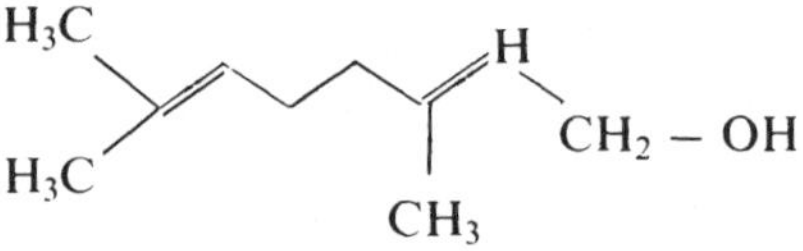

$$(H_3C)_2C{=}CH{-}CH_2{-}CH_2{-}C(CH_3){=}CH{-}CH_2-OH$$

Geraniol

Nie völlig chemisch rein! Verwendet in der Parfüm- und Genußmittelindustrie. Natürlich enthalten u. a. in Rosenöl, Neroliöl, Lavendelöl und Jasminöl.

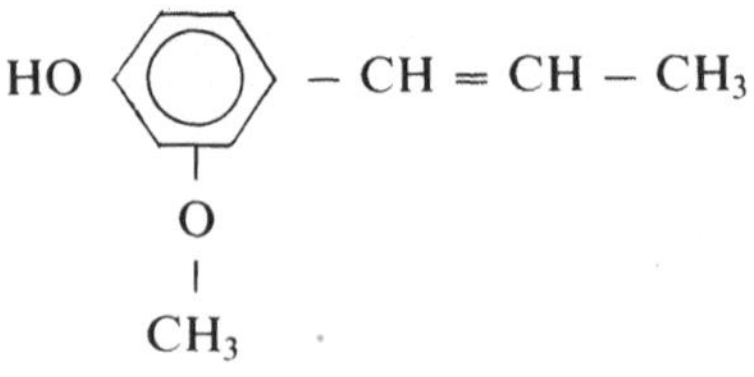

$$HO-C_6H_3(OCH_3) - CH = CH - CH_3$$

Isoeugenol

Duftstoff mit Nelkenduftnote. In Kosmetika enthalten und als Konservierungsmittel gebraucht.
Kommt natürlich u. a. in Ylang-Ylangöl, Muskatnußöl und Champacaöl vor. Soll mit Eugenol identische Testresultate hervorrufen.
Eichenmoosextrakt.
Wird aus Flechten gewonnen. Enthält zahlreiche Duftstoffe und wird als Hilfsstoff in der Parfümindustrie verwendet (Chypre, Fouyère, Brût).
Gruppenallergie: Perubalsam, Tct. Benzoës (z. T. wohl durch gleiche Allergene vorgetäuscht).
Testkonzentration: (Mix) 16%
Testvehikel: Vaseline

8.10 Epoxidharz

Dieser weitverbreitete Kunststoff (Tabelle 6) kommt zu über 90% als Kondensationsprodukt von Epichlorhydrin und Dioxydiphenylmethan (Bisphenol A) zustande.
Eine Fülle von Katalysatoren, Härtern, Weichmachern (Tabelle 15 a) und Füllstoffen, deren allergene Potenz z. T. noch unbekannt ist, erschwert die Analyse einer durch Epoxidharze ausgelösten Kontaktallergie. Diese ist bei Arbeitern in der herstellenden und verarbeitenden Industrie ungleich häufiger anzutreffen als beim Verbraucher, welcher mit den aus Epoxidharzen gefertigten Gegenständen Umgang hat.
Es empfiehlt sich, bei Verdacht einer entsprechenden Kontaktallergie neben den unten aufgeführten Testsubstanzen die individuellen Mi-

Tabelle 15. Epoxidharze in Arbeitsmaterialien und Gebrauchsgegenständen

Metallkleber	Papierveredelungsstoff
Metallfolienkleber	Textilveredelungsstoff
Fliesenkleber	Ledergerbmittel
Holzklebstoff	Spachtelmaterial
Betonbindemittel	Dichtungsmaterial
Wasserabdichtungsmittel	Instrumentenherstellungsmaterial
Matritzenausgangsmaterial	Modellbauherstellungsmaterial
Kondensatorenausgangsmaterial	Werkzeugsmaterial
Isolationsstoff	Autobodenschutz
Metallack	

Tabelle 15a. Härter für Epoxidharze

Beispiele	Testkonzentration	Testvehikel
Äthylendiamin Diäthylentetramin (DTA) Triäthylentetramin (TTA) Dipropylentriamin Dimethylaminopropylamin	0,1–0,5%	Wasser, Aceton oder Vaseline
p,p'-Diaminodiphenylmethan	1,0%	

lieunoxen mitzutesten. Bei letzteren ist auf eine vorsichtige Einstellung der Testkonzentration zu achten. Epoxidharze können mit Phenolformaldehydkunstharzen oder mit Teer gemischt vorkommen.
Testkonzentration: 1%
Testvehikel: Vaseline, Wasser

8.11 Eucerin

Handelsbezeichnung einer aus Vaseline, Paraffinöl und Emulgatoren aus der Gruppe der Wollwachsalkohole bestehenden Salbengrundlage für pharmazeutische und kosmetische Produkte (Salben, Cremes). Wie zahlreiche andere „Lanoline" reagiert auch Eucerin nur zu einem Teil mit den Wollwachsalkoholtestsalben konkordant. Da es in Westdeutschland außerordentlich weit verbreitet ist, empfiehlt sich Eucerin in einem Standardtestblock für diese Region (s. Tabelle 2). Besonders Patienten mit Unterschenkeldermatitiden (mit und ohne Ulcus curis) zeigen häufig Testreaktionen gegenüber Eucerin.
Gruppenallergie: Lanolinalkohole (z. T. gemeinsame Allergene)
Kopplungsallergie: Unterschenkelblock (s. Tabelle 3) besonders Cetylsterylalkohol.
Testkonzentration: 100%

8.12 Formaldehyd

Als Formalin wird eine wäßrige Lösung von 37% Formaldehyd und 10–15% Methylalkohol bezeichnet. Der Zusatz von letzterem verhindert die Polimerisation des Aldehyds.

Es wird als Desinfiziens und Konservierungsmittel für zahlreiche Zwecke verwendet. Dient als Ausgangsstoff oder Zusatz für Kunststoffe, Kleber und Leime. In der dermatologischen Therapie und

Tabelle 16. Formaldehydhaltige Gebrauchsgegenstände und Arbeitsmaterialien

Gebrauchsgegenstände und Arbeitsmaterialien	Beispiele
Antimykotische Desinfizientien	
Desinfizienz	in Seifen, Salben, Puder, Lotionen, für Wäsche, Instrumente, Saatgetreide
Konservierungsmittel	Klebstoffe, Holz, Bohrwässer, Kosmetika, Tetanusserum
Pflanzenschutz- und Ungeziefervernichtungsmittel	Fungizide, Germizide
Antiperspirans	Puder, Lösungen, Salben, Stifte, Einlegesohlen
Kohlen- und Holzrauch	
Klebstoff für Zigarrendeckblätter	
Ledergerbstoff	
Ausgangsstoff für Textilappreturen	
Bestandteil zahlreicher und verschiedenartiger Kunststoffe	
Klebstoff	für Gummiartikel
Gummichemikalie	
Photographische Materialien	Papier, Platten, Fixationsbäder
Zusatz zu Motorölen	
Fixations- bzw. Konservierungslösung für histologische und anatomische Präparate	
Formaldehyd kann freigesetzt werden aus:	Hexamethylentetramin (Utrotropin) Paraformaldehyd Trikresolformaldehyd Auspuffgase von Dieselmotoren Verbrennungsprodukt von Holz, Kohle und einigen Kunststoffen Dowicil 200

Kosmetik ist es noch als Antischweißpräparat üblich. Bei Fußekzemen kann außerdem auch formaldehydgegerbtes Leder allergen wirken. Spielt als allergene Berufsnoxe für Pflege- und Reinigungspersonal in Kliniken eine besondere Rolle.
Testkonzentration: 2% Formaldehyd (Zusatz von ≈ 0,5% Methylalkohol)
Testvehikel: Wasser
Nachweis von Formaldehyd in Medikamenten und Gebrauchsgegenständen:
Die zu untersuchende Probe (etwa 0,5–1,0 Salbe, Öl, Gummiartikel oder 3–5 cm^2 Textilie u. a.) wird in einen Glaskolben (25 ml–50 ml) eingebracht. Der Kolben muß mit einem Glasstöpsel verschließbar sein. In dem Kolben wird ein Reagenzglas (3 ml–5 ml) eingebracht, welches 1 ml eines Chromtrop/Schwefelsäuregemisches (40 mg/10 ml) enthält. Der Kolben wird im Dunklen aufbewahrt. Die Reaktion wird nach 1–2 Tagen abgelesen. Enthält das zu prüfende Material Formaldehyd färbt sich die Lösung im Reagenzglas violett. Andere Farbtöne sind nicht verwertbar.

8.13 Imidazolidinylharnstoff

Vor allem unter der Bezeichnung Germall 115 bekanntes Konservierungsmittel für Kosmetika. Wirksam gegen grampositive und gramnegative Keime (u. a. Pseudomonas). Es wird auch in Kombination mit anderen Konservierungsmitteln gebraucht. Spielt in Deutschland als Allergen noch keine Rolle. Wird aber von der NACDG als Standardtestsubstanz empfohlen.
Testkonzentration: 2%
Testvehikel: Vaseline

8.14 Kobaltchlorid

Vieles, was für Nickelsalze aufgeführt wird, gilt auch hier. So, daß das Kobaltion als eigentliches Allergen anzusehen ist, und daß die Tabellen 17 und 20 fast die gleiche Gültigkeit haben (Tabelle 17). Auf die erwähnte häufige Koppelungsallergie sei noch einmal ausdrücklich

hingewiesen. Sie ist besonders wichtig in Hinsicht auf das gemeinsame Spurenvorkommen von Kobaltsalzen und Dichromaten in Zementen. Kobaltsalzallergien sind häufig.
Koppelungsallergie: Kaliumdichromat, Nickel und Nickelsalze
Testkonzentration: Kobaltchlorid 1%
Testvehikel: Vaseline.

Tabelle 17. Kobalthaltige Gebrauchsgegenstände und Arbeitsmaterialien (s. auch Tabelle 20, s. nickelhaltige Gegenstände, Verunreinigung durch Kobalt)

Gebrauchsgegenstände und Arbeitsmaterialien	Beispiele
Farbstoffe	in farbigen Tinten, Kunstharzen, Malerfarben, Wasserfarben, Glasfarben, Porzellanfarben, Keramikfarben, Tätowierungen, Emaillefarben, Wäschetinte, Druckfarben, fluoreszierende Farben
Ton	Töpfereien
Grundierungen	Porzellan, Glas, Galvanisation
Galvanisierte Gegenstände	herstellende Industrie
Korrosionsschutzmittel	Öle, Gefrierschutzmittel
Katalysatoren	Chemische und pharmazeutische Industrie und ihre Produkte
Spurenelement	in Tierfutter
Siccative	für Lacke und Kunstharzlacke

8.15 Kolophonium

Es besteht aus verschiedenen Harzsäuren, vorwiegend (mehr als 90%) aus Abietinsäure und wird aus dem Destillationsrückstand von Coniferenrohbalsam (hauptsächlich aus Rinus palustris und Rinus casibaea), Coniferenwurzeln oder von Tallharz gewonnen. Es gibt sehr viele verschieden zusammengesetzte Kolophonia und auch verschieden strukturierte Abietinsäuren. Bei klinischem Verdacht auf Vorliegen einer Kolophoniumkontaktallergie darf man sich nicht auf den negativen Ausfall einer Testung mit einer handelsüblichen Kolophoniumtestsalbe zufrieden geben. Die Überprüfung mittels der Testung mit dem tatsächlich vom Patienten gebrauchten Kolophonium kann

dann notwendig werden. Es kommt - meist verborgen - in zahlreichen alltäglich gebrauchten Materialien vor (Tabelle). Das Aufspüren der Ursache einer Kolophoniumallergie kann deshalb schwierig sein. So ist der Kolophoniumgehalt in Seifen meist unbekannt.
Allergische Reaktion infolge gleichen Allergens oder einer Gruppenallergie mit: Terpentin, Holzteer, Perubalsam, Duftstoffe, Fichten- und Kiefernharz.
Testkonzentration: 20%
Testvehikel: Vaseline.

Tabelle 18. Kolophoniumhaltige Materialien

Geigenharz
Gleithemmer für Sportgeräte (Tennis-, Golfschläger)
Gleithemmpaste für Sportler (Handballspieler)
Gleithemmer für Motorkupplungen
Siccative
Füllstoffe (Seifen, Gummi, Kunststoffe)
Lacke
Polituren
(Fußböden, Autopflege, geröstete Kaffeebohnen)
Linoleum
Papierveredelungsmittel
Druckfarben
Schutzlacke
Lidschatten
Schminke
Haarpomade
Baumwachs
Siegelwachs
Kitt
Brauereipech
Kaugummi
Klebstoffe (Briefmarke, Etiketts, Fliegenfänger)
Photographische Papierwaren
Feuerwerkskörper
Schneidöle
Heftpflaster (alte Typen), Verbandsmittel (Zahnmedizin)
Isolierband
Klebeband
Wundbalsam

8.16 Lanolinalkohole

Sie werden durch Extraktion aus dem Adeps lanae anhydricus gewonnen. Dieses bei etwa 40° schmelzende Fett aus der Merinowolle dient in vielen Salben oder salbenähnlichen Produkten als Emulgator. Lanolin ist eine Bezeichnung für unterschiedlich zusammengesetzte, doch immer Lanolinalkohole in größerem Prozentsatz enthaltende Salbengrundlagen. Der Name Lanolin hat von Land zu Land zudem eine verschiedene Bedeutung.

Wahrscheinlich sind eine Gruppe geradkettiger aliphatischer Fettalkohole die eigentlichen an sich nicht sehr potenten Allergene in den verschiedenen lanolinalkoholhaltigen Emulgatoren.

Ihre weite Verbreitung und ihre häufige Anwendung erklärt die Tatsache, daß sie häufig positive Testreaktionen hervorrufen. Diesen wird eine sehr hohe Relevanz zuerkannt.

Da Lanoline oder die aus ihnen gewonnenen gereinigten Auszüge (z.B. in Eucerin) unterschiedlich zusammengesetzt sind, ist es nicht erstaunlich, daß diese nicht immer konkordante Testreaktionen hervorrufen. Gegebenenfalls sollte deshalb nicht nur eine Standardtestsubstanz, sondern auch das anamnestisch verdächtige Lanolin oder lanolinhaltige Präparat mitgetestet werden.

Lanolin ist Bestandteil zahlreicher Lokaltherapeutika und Kosmetika. So können Salben, Cremes, Lotionen, Sprays, Sonnenschutzpräparate, Hand-, Erfrischungs-, Tages-, Reinigungscremes, Shampoos, Haarwässer, -Lotionen, -Festiger, Rasierseifen, -cremes, -wässer, Toilettenseifen, Badezusätze und industrielle Hautschutzcremes Lanolinalkohole enthalten.

Weniger bekannt ist, daß folgende Artikel mit Lanolin versetzt sein können: Geschirrspülmittel, Condome, Polituren, Metallversiegelungsmittel, Farbemulsionen, Möbelpolituren, wasserabweisende Stoffe, Ölhäute, Leder- und Gummistiefel, Schuhcremes, Skiwachs, Pelzpflegemittel, Kabelisolatoren, Insektensprays, Kohlepapier, Schreib- und Drucktinte und Schneidölemulsionen.

Am häufigsten kann man Lanolinalkohole bei Unterschenkelekzemen als relevante Allergene aufspüren. Solche Lanolinkontaktallergien sind dann nicht selten mit Allergien gegen Neomycin, Perubalsam, Parabene, Eucerin, Cetylstearylalkohol, Antibiotika der Neo-

mycingruppe oder Oxychinolinderivate gekoppelt (s. Tabelle 3, Unterschenkelblock).
Es ist nicht zweckmäßig, lanolinalkoholhaltige Testvehikel zu verwenden. Durch sie können gegebenenfalls pseudopolyvalente Kontaktallergien vorgetäuscht werden.
Testkonzentration: 30%
Testvehikel: Vaseline.

8.17 **Mafenid** (Maphenide)

$H_2N{-}CH_2{-}C_6H_4{-}SO_2{-}NH_2$ Mafenid

= ω-Amino-p-toluolsulfonsäureamid (Hydrochlorid)

$H_2N{-}C_6H_4{-}SO_2{-}\bar{N}(CS{-}NH_2)$ $H_3\overset{+}{N}{-}CH_2{-}C_6H_4{-}SO_2{-}NH_2$

Sulfatolamid
= Salz des Mafenid mit N^1-Thiocarbamoyl-sulfanilsäureamid

Mafenid und dessen Salz Sulfatolamid reagieren bei der Läppchenprobe fast stets identisch. Beide den Sulfonamiden nahverwandte Chemotherapeutika werden fast ausschließlich als Lokaltherapeutika angeboten.
Während Mafenid kombiniert mit Sulfanilamid vorwiegend in Puderform und in Mullverbände eingearbeitet zur Anwendung gelangt, kommt das Sulfatolamid auch in Kochsalzsuspensionen für Instillationen und zusammen mit Cyren B und Adipinsäure als Vaginaltablette in den Handel.
Im Gegensatz zu anderen europäischen Ländern werden Kontaktallergien gegen Mafenid in Deutschland noch relativ häufig beobachtet.

Gruppenallergische Reaktionen mit parasubstituierten aromatischen Aminen (Tabelle 9) werden oft, mit Sulfanilamiden nur selten ausgelöst.
Testkonzentration: Mafenid 10%
Testvehikel: Vaseline.

8.18 Mercaptobenzothiazol (MBT)

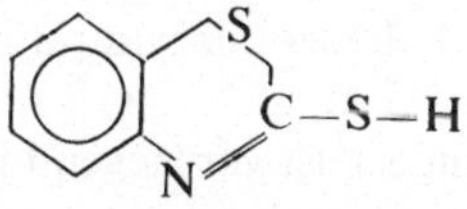

S
C—S—H
N

2-Mercaptobenzothiazol

Wird als Gummichemikalie (Vulkanisationsbeschleuniger, Alterungsschutzmittel), Fungizid und Korrosionsschutzmittel verwendet. Man findet es in transparenten Gummiartikeln, Heißluftvulkanisaten, Reifen, Hartgummi, Gummifäden, Stoffgummierung, Gummianteil in Schuhen, als Zusatz von Schneidölen und als Korrosionsschutzmittel für Kupfer und Zinn.
In Deutschland werden noch relativ wenige MBT-Kontaktallergien beobachtet. In den USA wirkt es relativ häufig als Allergen (Schuhdermatitiden!).
Gruppenallergie: Benzothiazolderivate
Kopplungsallergie: Gummichemikalien (s. Tabelle 13)
Testkonzentration: 2%
Testvehikel: Vaseline

8.19 Mercapto-Mix (Test-Cocktail)

Setzt sich aus je 0,5% (bzw. 0,25%) Mercaptobenzothiazol (s. 8.18), N-Cyclohexyl-2-benzothiazolsulfenamid, 2,2-Benzothiazyl-disulfid und 4-Morpholinyl-2-benzothiazyl-disulfid zusammen.

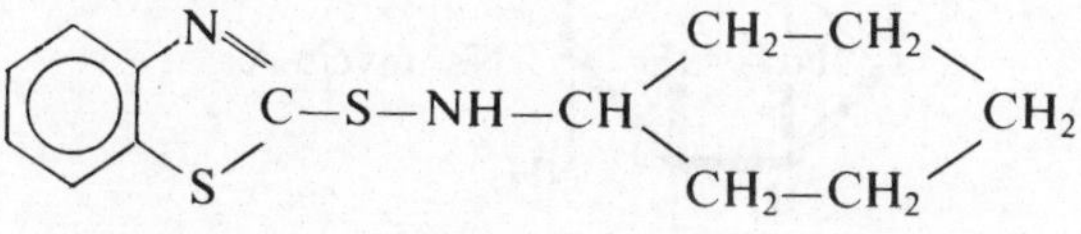

N　　　　　　　　　CH_2—CH_2
C—S—NH—CH　　　　　CH_2
S　　　　　　　　　CH_2—CH_2

N-Cyclohexyl-2-benzothiazolsulfenamid

Gummichemikalie (Vulkanisationsbeschleuniger). Vor allem in technischen Gummiartikeln und Reifen enthalten. Kommt aber auch in Gummistiefeln, Schweißblättern, Gummihandschuhen, Strumpfbändern und Condomen vor.

Dibenzothiazyldisulfid

Gummichemikalie (Vulkanisationsbeschleuniger), ist vorwiegend in technischen Gummiartikeln, Reifen, Hartgummi und transparenten Gummiwaren enthalten.

Morpholinylmercaptobenzothiazol

Gummichemikalie.
Gruppenallergie: Die o.a. Derivate untereinander und mit weiteren Benzothiazolderivaten
Kopplungsallergie: Gummichemikalien (s. Tabelle 13)
Testkonzentration: Mix 2%
Testvehikel: Vaseline

8.20 Neomycin

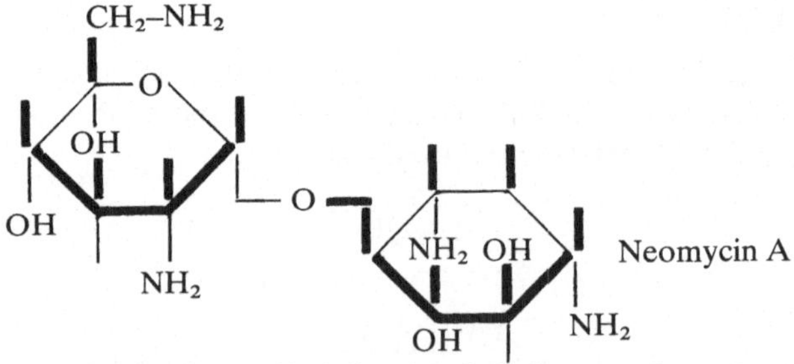

= 4.6-Diamino-1-(2.6-diamino-2.6-didesoxy-β-D-glucosyloxy) = –(1 S : 2 S : 3 R : 4 S : 6 R)-cyclohexandiol-(2.3)

Es hat als vor allem lokaltherapeutisch anzuwendendes Antibioticum eine außerordentlich weite Verbreitung gefunden. Aus diesem Grunde gehört es trotz seiner an sich recht geringen Potenz als Allergen zu den am häufigsten Kontaktallergien auslösenden Medikamenten. Bei etwa 4%–6% aller Ekzematiker im westlichen Europa und Nordamerika ruft es Testreaktionen hervor, denen eine hohe Relevanz zuerkannt wird.

Neomycin kommt in verschiedenen Verbindungen in den Handel, welche praktisch allergologisch gleichartig reagieren: Neomycin A, Framycetin (Sulfat) = Neomycin B, Neomycin C, Neomycin-Sulfat, Neomycin-undecylenat und Neomycin-oleat.

Gruppenallergische Reaktionen gegen die chemisch nahverwandten Antibiotika Kanamycin, Paromomycin und Gentamycin werden sehr oft, gegen Streptomycin seltener beobachtet. Da es in den Lokaltherapeutika gelegentlich mit Bacitracin kombiniert wird, sieht man auch Koppelungsallergien gegen dieses nur sehr schwach sensibilisierende Antibiotikum. Fast alle lokaltherapeutischen Applikationsformen können Neomycin enthalten. Besonders dem Zusatz zu corticosteroidhaltigen Externa und der Einarbeitung in trockene oder fette Verbandstoffe verdankt es seine weite Verbreitung. Corticosteroid- oder Antihistaminzusätze verhindern die Sensibilisierung keineswegs. Jedoch die Ekzemauslösung durch Neomycin oder chemisch verwandte Antibiotika kann dadurch abgeschwächt oder unterdrückt werden. Neomycin kann in besonderen Zubereitungen in Wundhöhlen oder Zahnwurzeln installiert werden. Einigen Desodorantien und Seifen ist es zugesetzt. In Kleintier- und Geflügelfutter ist es gelegentlich enthalten. Besonders häufig werden Neomycinkontaktallergien bei Unterschenkelekzemen und Otitis externa entdeckt.

Zu schwache Testkonzentrationen sind die Ursache vieler falsch negativer Reaktionen. Es kommt bei der Testung mit Neomycin gar nicht selten erst an D 7 oder später zu Testreaktionen, die meist relevant sind.

Gruppenallergie: Kanamycin, Paromomycin, Gentamycin, Streptomycin.

Koppelungsallergien: Bacitracin, Lanolinalkohole, Perubalsam, Parabene, Benzocain.

Testkonzentration: 20%

Testvehikel: Vaseline.

8.21 Nickelsulfat

Das eigentliche Allergen ist das Nickelion. Es gehört zu den am häufigsten Kontaktdermatitiden auslösenden Substanzen. Neben Berufsmaterialien enthalten zahlreiche Gebrauchsgegenstände (Tabelle 19) Nickel. Die Topotropie der Kontaktdermatitis kann bereits einen starken Verdacht auf Vorliegen einer Nickelkontaktdermatitis begründen (Tabelle 20).

Die oft gleichzeitig zu beobachtende Kobalt- oder Dichromatkontaktallergie ist als Koppelungsallergie erklärbar. Enthalten doch viele Materialien neben Nickel auch Kobalt oder Chromsalze, wenn auch nur in Spuren.

Schnelltest zum Nickelnachweis:

Von einer 1% alkoholischen Dimethylglyoximlösung und einer 10% Ammoniumhydroxidlösung einige Tropfen auf Watteträger aufbringen. Die feuchte Watte wird auf den zu prüfenden Gegenstand gerieben. Erdbeerrote Verfärbung der Watte weist auf Nickelgehalt des Gegenstandes hin.

Koppelungsallergie: Kaliumdichromat, Kobalt und Kobaltsalze

Testkonzentration: 2,5–5%

Testvehikel: Vaseline.

Tabelle 19. Ekzemlokalisation und auslösender Gegenstand

Ekzemlokalisation	Auslösender Gegenstand
Ohrläppchen	Klips
Retroauricularregion	
Nasenrücken	Brillengestell
Nacken, Hals	Ketten
Mund	Mundharmonika, Blasinstrumente
Rücken	Reißverschlüsse, BH-Schließen
Unterbauch links	Jeansknöpfe
Schultern	Verstellschnallen von Unterwäsche
Oberschenkel	Strumpfhalterschließen
Handgelenke	Armbanduhren, Uhrarmbänder, Armbänder
Finger, proximal	Ringe
Finger, distal	
Handinnenfläche	Münzen

Tabelle 20. Nickelhaltige Gebrauchsgegenstände und Arbeitsmaterialien

Gebrauchsgegenstände und Arbeitsmaterialien	Beispiele
Türgriffe und -armaturen, Schlüssel	
Wasserhähne und Badezimmerarmaturen	
Küchengeräte	Eßbestecke, Küchenmesser, Geschirrspülmaschine, Elektroherde
Staubsauger, Waschmaschine	
Nähutensilien, Sicherheitsnadeln	
Rasiermesser, Rasierklingen	auch elektrische Rasierapparate
Schuhlöffel, Metallteile an Schuhen	
Handgriffe	von Rädern und Motorrädern
Beinprothesen, Brillengestelle, Einlagesohlen	
Silber- und Weißgoldschmuck	
Goldlegierungen (Nickelunterlage)	
Modeschmuck, Haarklammern	
Grüne Farben (Pigment)	
Lippenstifthalter	
Wäscheschnallen, Reißverschlüsse	
Taschenverschlüsse	
Zigarettenanzünder	
Füllfederhalterteile	
Puderdosen	
Haarnadeln	
Taschenmesser	
Strumpfhalter	
Instrumente	von Ärzten, Zahnärzten, Feinmechanikern, Mechanikern, Uhrmachern
Wählscheibe	Telefon
Autoarmaturen, „Chrom"-Stoßstangen	
Nickelhaltige Materialien	Bergbau- und Hüttenwesen
Nickelsalze	Katalysatoren in der chemischen Industrie z. B. Fettveredelung, Kunstharze
Silberdrähte (bis zu 50% Nickel)	Elektronische Artikel
Nickellegierungen	Metallindustrie, Metallurgie
Nickelhaltige Teile	elektrische Industrie
Keramik	Farbe und Glasuren
Kunstdünger	für Zimmerpflanzen
Münzen	

8.22 Parabene (p-Hydroxybenzoësäureester, Testkocktail)

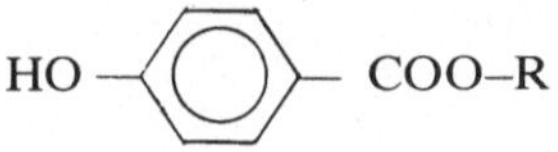

HO–⟨benzene ring⟩–COO–R

R = $-CH_3$	= Methylparaben = Methyl-p-hydroxybenzoat
R = $-CH_2-CH_3$	= Äthylparaben = Äthyl-p-hydroxybenzoat
R = $-CH_2-CH_2-CH_3$	= Propylparaben = Propyl-p-hydroxybenzoat
R = $-CH_2-CH_2-CH_2-CH_3$	= Butylparaben = Butyl-p-hydroxybenzoat
R = $-CH_2$–⟨benzene ring⟩	= Benzylparaben = Benzyl-p-hydroxybenzoat

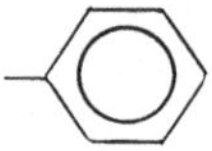

Der von der ICDRG empfohlene Testcocktail enthält je 3% der o. a. Parabene.
Sie dienen dank ihrer Geruchlosigkeit, Geschmacklosigkeit und praktischen Atoxizität als fungizide und bakterizide Konservierungsmittel. Sie sind nur schlecht in Wasser, aber gut in Alkohol und Aceton löslich.
Trotz ihrer relativ geringen Allergenität rufen sie wegen ihrer sehr weiten Verbreitung in Mitteleuropa relativ häufig Testreaktionen hervor, denen eine hohe Relevanz zuerkannt worden ist.
Bei Verdacht auf Vorliegen einer Kontaktallergie gegen örtlich angewandte Medikamente oder Kosmetika sollten sie grundsätzlich mitgetestet werden.
Folgende Stoffe können Parabene enthalten:

1. Lokaltherapeutika: Tinkturen, Lotionen, Cremes, Salben, entsprechende Mischungen zur Versorgung der cutanen Schleimhäute (Anal-, Nasen-, Gehörgang- und Conjunctivalschleimhäute). Diesen Stoffgruppen werden meist Methyl- und Propylester der p-Hydroxybenzoësäure zugesetzt.
2. Andere Arzneien: Suppositorien, Vaginal Tbl., Aerosol-Sprays, antibiotikahaltige Lösungen für die Einnahme per os, Lokal-

anaesthetika in Lösungen für die Anwendung per injectionem, zytostatikahaltige Lösungen für Injektionen und Infusionen, sowie zahlreiche andere Lösungen, auch in der Tiermedizin.

3. Kosmetika, über 50% aller Präparate: Hautpflegemittel und Toilettenartikel: Lippenstifte, Lidschatten, Augenbrauenenthaarungscreme, Schminken, kosmetische Milche, Cremes, Salben und Make ups, Salben und Pasten zur Pflege der Säuglingshaut, Desodorantien (Salben und Stifte), Zahnpasten, Zahnputzpulver, Mundwässer, Rasierseifen, Rasiercremes, Rasierwässer, Haarentferner, Haarwässer, Haarfestiger und Nagelpoliturmittel, Sonnenschutzpräparate und Bräunungsmittel.
4. Lebensmittel: Salate, Ketchup, Fleisch-, Geflügel- und andere Konserven, Hors d'œuvre, Limonaden, Obst- und Gemüsesäfte, Molkereiartikel, Marmeladen und pürierte Nahrungsmittel und Backwaren. (Besonders Mischungen aus Aethyl- und Propylester werden verwendet.)

Außerdem können technische Öle und Fette, Klebstoffe, Leime und Schuhputzmittel, sowie zahlreiche weitere technisch leicht verderbliche Produkte Parabene enthalten.

In höherer Konzentration werden sie als Antimykotika verordnet.

Da in einigen Ländern Parabene nicht deklarationspflichtig sind, ist den dort üblichen Präparaten deren eventueller Zusatz nicht anzusehen. Um Parabene in solchen Präparaten auszuschließen, kann man sich der Niquelschen Probe bedienen (Tabelle 21).

Tabelle 21. Niquelsche Probe

1.	$HgCl_2$	7,0
	KNO_3	4,4
	H_2O	100,0
2.	Substanzen in Wasser lösen. Filtrieren.	
3.	Einige Centigramm der zu untersuchenden Substanz in Alkohol lösen.	
4.	Diese Lösung mit etwa 3 ml des o. a. Reagens mischen.	
5.	Mischung im Wasserbad erhitzen.	

Resultat: Nach 10 min dunkelrote Färbung falls Parabene anwesend. Salicylsäure, Ascorbinsäure oder ähnliche Stoffe lösen die gleiche Farbreaktion aus.

Testkonzentration: Testcocktail 15%.
Testvehikel: Vaseline
Gruppenallergie: Parabene untereinander, p-Aminobenzoësäureester, Perubalsam und Tct. Benzoës.
Koppelungsallergie: Lanolin, Neomycingruppe, s. Unterschenkelblock (Tabelle 3)

8.23 Perubalsam

wird aus dem Wundharz des in Mittel- und Südamerika wildwachsenden Baumes Myroxylon pereira (ROYLE) Klotsch gewonnen. Es ist ein Gemisch zahlreicher Alkohole, Aldehyde, Säuren, Campher und anderer teilweise noch nicht bekannter Substanzen. Viele von ihnen können ekzematogen wirken. Gleiche oder chemisch nahverwandte Allergene sind in einer Reihe anderer Balsame und ätherischer Öle enthalten. Daher ist eine Reaktion auf Perubalsam Indikatorreaktion auch für Kontaktallergien gegen manche Gewürze und Duftstoffe anzusehen. So können folgende Stoffe die gleichen oder nahverwandten Verbindungen wie der Perubalsam enthalten: Tolubalsam (aus dem Wundharz von Myroxylon balsamum), Tigerbalsam, Styrax (Liquidambar orientalis Miller), Fichtenharz (Picea excelsa), Kiefernharz (Pinus silvestris), die Teere Pix betulae, Pix fagis, Pix liquida, Pix cadini, Benzoëharz (Styrax tonkinense (Pierre) Craib), Citrusfruchtschalen, Aloë, Curry, Myrrhe, Vanille, Zimt, Kolophonium und Terpentin.
Perubalsam gehört zu den Substanzen, welche relativ häufig Kontaktallergien hervorrufen.
Das geschieht besonders bei Patienten, welche an paraulcerösen Unterschenkelekzemen leiden. Auch gegenwärtig werden viele solche Patienten noch mit perubalsamhaltigen granulationsfördernden Externa behandelt. Es ist ein Bestandteil vieler Salben und Tinkturen, die in pharmazeutischen Kleinbetrieben als „Hausmittel“ (Wund- und Brandsalben) hergestellt werden. Auch einige Hämorrhoidalsalben und -zäpfchen und Heftpflaster enthalten Perubalsam oder Tct. Benzoës. Die in Deutschland weit verbreitete Tct. Arning wird noch mit dieser Tinktur gemischt.

Schwer aufspürbar ist die Quelle (und auch die Auslösung) einer Perubalsamkontaktallergie, wenn sie in Duftstoffen in Toilettenartikeln (s. 8.9), Aromastoffen, in Gewürzen, Nahrungsmitteln, Getränken und Tabaken verborgen ist. Leichter gelingt es, den Perubalsam als Ursache von Berufsekzemen bei Zahnärzten (Duftstoff für Zahnzementflüssigkeiten) und Porzellanmaler (Zusatz für Porzellan- und Steingutfarben) zu identifizieren.
Man achte auf pseudopolyvalente Testreaktionen, welche durch gleiche Allergene vorgetäuscht werden können, insbesondere durch Duftstoffe.
Kopplungsallergie: s. Unterschnkeltestblock (Tabelle 3). Tct. Benzoës, Tolubalsam, Fichtenharz, Kiefernharz, Terpentin, Kolophonium und Holzteere.
Testkonzentration: 25%.
Testvehikel: Vaseline.

8.24 p-Phenylendiamin (PPD)

$NH_2-C_6H_4-NH_2$

Zwischenprodukt für Azofarbstoffe, Pelzfarbstoffe, photografische Entwickler, Antioxydantien und Gummichemikalien.
Reaktionen durch PPD sind oft schwer deutbar. Die PPD-Testsalben enthalten wohl durch chemische Umsetzungen nicht nur reines PPD. Andererseits ist eine PPD-Testreaktion sehr häufig der Ausdruck einer gruppenallergischen Reaktion bei einer Sensibilisierung gegen ein p-Aminobenzoësäureester oder eine andere verwandte chemische Verbindung. PPD zeigt aber keine Tendenz zu gruppenallergischen Reaktionen mit Azofarbstoffen, Diaminodiphenylmethan oder Gummihilfsstoffen wie sie im PPD Mix (s. 8.25) enthalten sind.
PPD selbst besitzt eine hohe allergene Potenz.
Gruppenallergie: p-Aminobenzoësäureester wie Benzocain, Farbstoffe wie p-Aminodiphenylamin oder p-Tuluylendiamin
Testkonzentration: 1%
Testvehikel: Vaseline

8.25 PPD-Mix (Test-Cocktail)

Enthält die Gummichemikalien N-Isopropylaminodiphenylamin (0,1%) (IPPD), N-phenyl-N-cyclohexyl-p-phenylendiamin (0,25%) (CPPD) und N, N' Diphenyl-p-phenylendiamin (0,25%) (DADPA).

C_6H_5—NH—C_6H_4 NHCH $(CH_3)_2$

IPPD

C_6H_5—NH C_6H_4 —NH— C_6H_{11}

CPPD

C_6H_5—NH C_6H_4 NH_2

PADPA

Diese 3 PPD-Derivate werden vor allem bei der Herstellung von Schwarzgummi (technische Artikel) als Gummichemikalien verwendet. Sie reagieren nicht im Sinne einer Gruppenallergie mit PPD bzw. den p-Aminobenzoësäureestern.
Kopplungsallergie: Gummichemikalien (s. Tabelle 13)
Gruppenallergie: o. a. Derivate untereinander
Testkonzentration: Mix 0,6%
Testvehikel: Vaseline

8.26 Phenylisopropyl PPD

(IPPD, Isopropylaminodiphenylamin)
Formel s. 8.25
Gummichemikalie für Gummiartikel wie Schutzhandschuhe, Stiefel und Atemschutzgeräte. Sensibilisierungsquote regionär sehr unterschiedlich. Gruppenallergische Reaktionen mit PPD sind von uns nicht beobachtet, in der Literatur aber vereinzelt angegeben worden. Sonst siehe dazu 8.25

Kopplungsallergie: Gummichemikalien (s. Tabelle 13)
Testkonzentration: 0,1%
Testvehikel: Vaseline

8.27 **Quarternium 15** (Dowicil 200)

Diese quartäre Ammoniumverbindung (Chlorallylhexaminchlorid) dient als bakterizides und fungizides Konservierungsmittel für Kosmetika, Farbstoffe, Polituren und andere technische Artikel. Es kann Formaldehyd freisetzen und so eine Gruppenallergie mit dieser Substanz vortäuschen. Möglicherweise sind viele Dowicilkontaktallergien Formaldehyd bedingt. Es werden jedoch auch Dowicil Testreaktionen ohne konkordante Formaldehydreaktion beobachtet.
Testkonzentration: 1%
Testvehikel: Vaseline

8.28 Quecksilberammoniumchlorid

$Hg\,NH_2\,Cl$

Quecksilberammoniumchlorid ist zu 9,7–10,3% in der Quecksilberpräcipitatsalbe (DAB 7, 2. Nachtrag) enthalten.
Sie wird in West-Deutschland kaum noch angewandt. Kontaktallergische Reaktionen sind wie gegen alle Quecksilberverbindungen selten geworden. Anders dagegen findet man in Nordamerika recht häufig Quecksilberammoniumchloridkontaktallergien. Deshalb wird es auch für den Standardtest der NACDG empfohlen.
Die weiße Praecipitatsalbe spielt wohl nur noch als Antipsoriaticum eine Rolle. Reaktionen gegen Quecksilberammoniumchlorid sind als Indikator für Kontaktallergien anderen Quecksilberverbindungen gegenüber anzusehen. Sublimat ist ein billiges verbreitetes Desinfiziens. Wegen ihrer keimtötenden Wirkungen dienen gegenwärtig Phenylmercuriborat und -nitrat als Antiseptika, Fungizide, Germizide und Herbizide. So sind sie Bestandteile von antimykotischen Tinkturen, Salben und Gels. Man findet sie auch als spermizide Wirkstoffe in Antikonzipientien.

In Kosmetika dienen Quecksilber und seine Verbindungen auch als Bleichmittel für Sommersprossen oder andere störende Pigmentierungen.

Am Rande ist erwähnenswert, daß quecksilberhaltige Diuretika gelegentlich systemisch hämatogene Kontaktekzeme (= ekzematiforme Arzneiexantheme) auslösen können.

Die desinfizierende, konservierende Eigenschaft der Quecksilberverbindungen wird industriell genützt. Deshalb sind Arbeitskräfte, die mit derartig präparierten Produkten umgehen, eventuell gefährdet. So wird es in Schneidölen, Saatgut, Früchten, Swimming-pool-Farben (Antialgenmittel), Holzkonservierungsmitteln, Schuhputzmitteln, Bodenwachsen, Wäschestärken und Zwischenprodukten der Papierherstellung angetroffen.

Quecksilber und seine Verbindungen sind ferner enthalten in: Denaturiertem Alkohol, Tätowierungsfarben (Rot), Farbpigmenten, Textildruckfarben, Meßinstrumenten, Hochdruckpumpen, Gießformen für die Herstellung von Präzisionsgeräten (für Düsenflugzeuge, Radar), Batterien, Material zur elektrolytischen Reinigung kernspaltender Substanzen, Kathodenmaterial in der Galvanisation, Trennungslösungen in der metallurgischen Industrie, Katalysatoren in der chemischen Industrie, photographischen Negativverstärkern, Pelzbeizen, Feuerwerksstoffen, Knallquecksilber, Tinten, Ledergerbstoffen, Versiegelungsstoffen für Metalle und Amalgamen (auch zahnärztlichem Material).

Gruppenallergie: Quecksilberverbindungen untereinander (wahrscheinlich ist das Hg-Ion das eigentliche Allergen in allen Verbindungen).

Testkonzentration: 1%

Testvehikel: Vaseline

8.29 Tetramethylthiuramdisulfid (TMTD)

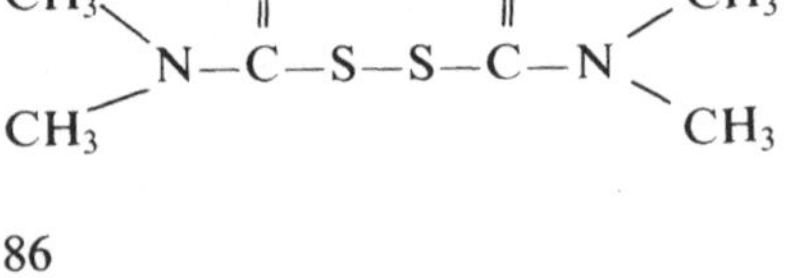

$$(CH_3)_2N{-}C({=}S){-}S{-}S{-}C({=}S){-}N(CH_3)_2$$

Gummichemikalie (Accelerator), Fungizid, Insektizid und Konservierungsmittel.
In zahlreichen Gummiartikeln wie Hartgummi, technischen Artikeln, Lebensmittelqualitäten, Textilartikeln und Heißluftvulkanisaten enthalten. Die in Westdeutschland wohl am häufigsten als verantwortliches Allergen beobachtete Substanz bei „Gummiallergie". (Gummihandschuhe!).
Kopplungsallergie: Gummichemikalien (s. Tabelle 13)
Gruppenallergie: Thiurame (s. auch 8.31)
Testkonzentration: 1%
Testvehikel: Vaseline

8.30 **Thiomersal** (Merthiolat, Mercurothiolat)

$$C_6H_4(-COOH)(-S-Hg-CH_2-CH_3)$$

Konservierungsmittel, Stabilisator, Antiseptikum und Enzymhemmstoff. In wäßriger 0,1%iger Lösung zur Handdesinfektion (Ärzte, Tierärzte, Pflegepersonal) und 0,01% als Konservierungsmittel für Plasma oder Impfstoffe u.a. verwendet. In Augentropfen, Augensalben, Haftschalenflüssigkeiten und antimykotischen Lokaltherapeutika enthalten.
Gruppenallergie: Andere Quecksilberderivate
Testkonzentration: 0,1% (Nicht in Aluminiumkammern oder auf Aluminiumfolie testen. Achtung vor fakultativ-toxischen Testreaktionen! Bei Verdacht ggf. offene Epicutantestung).
Testvehikel: Vaseline

8.31 Thiuram-Mix (Test-Cocktail)

Besteht zu je 0,25% aus Tetramethylthiuramdisulfid (s. 8.29), Tetraäthylthiuramdisulfid, Tetramethylthiurammonosulfid und Dipentamethylenthiuramdisulfid.

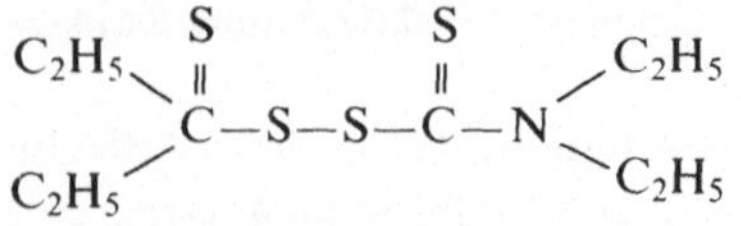

$$
\begin{array}{l}
\qquad\quad S \qquad\quad\; S \\
C_2H_5 \diagdown \;\, \| \qquad\quad\; \| \;\; \diagup C_2H_5 \\
\qquad\quad C-S-S-C-N \\
C_2H_5 \diagup \qquad\qquad\qquad\quad \diagdown C_2H_5
\end{array}
$$

Tetraäthylthiuramdisulfid (TETD)
Gummichemikalie. Dient auch unter der Bezeichnung „Antabus“ als Antialkoholikum. Als Chelatbildner für Nickel bei der Behandlung der Nickelkontaktdermatitis (Dyshidrosis) eingesetzt.

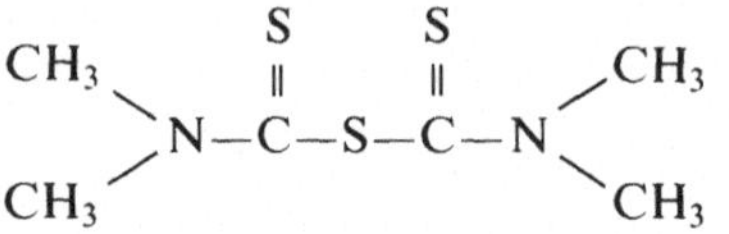

$$
\begin{array}{l}
\qquad\qquad\;\; S \qquad\;\; S \\
CH_3 \diagdown \quad\; \| \qquad\;\; \| \quad \diagup CH_3 \\
\qquad\;\; N-C-S-C-N \\
CH_3 \diagup \qquad\qquad\qquad\quad \diagdown CH_3
\end{array}
$$

Tetramethylthiurammonosulfid (TMTM)
Gummichemikalie, besonders enthalten in Heißluftvulkanisaten, transparenten Gummiartikeln und technischen Artikeln.

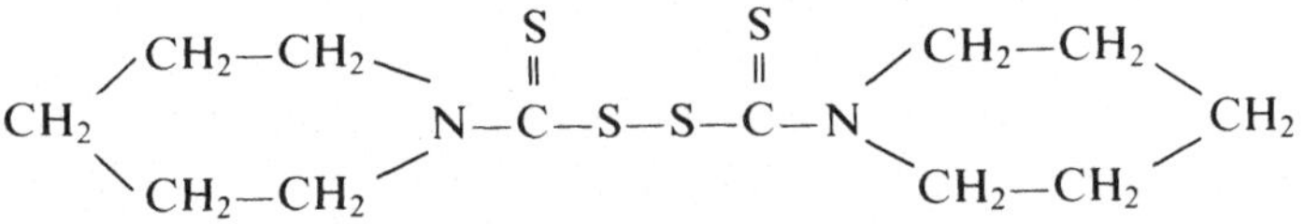

$$
\begin{array}{l}
\qquad\qquad\qquad\qquad\qquad\quad S \qquad\quad\;\; S \\
\quad \diagup CH_2-CH_2 \diagdown \quad\;\; \| \qquad\quad\;\; \| \quad \diagup CH_2-CH_2 \diagdown \\
CH_2 \qquad\qquad\qquad\quad N-C-S-S-C-N \qquad\qquad\qquad\quad CH_2 \\
\quad \diagdown CH_2-CH_2 \diagup \qquad\qquad\qquad\qquad\qquad\;\; \diagdown CH_2-CH_2 \diagup
\end{array}
$$

Dipentamethylthiuramdisulfid (PTD)

Gummichemikalie
Kopplungsallergie: Gummichemikalien anderer chemischer Provenienz
Gruppenallergie: oben angeführte. Substanzen untereinander und weitere Thiuramverbindungen
Testkonzentration: 1% (Mix)
Testvehikel: Vaseline

9 Handelsübliche Testsubstanzen und Bezugsquellen

Tabelle 22. Bezugsquellen von Testsalben und -lösungen in handelsüblichen Zubereitungen

Bezugsfirmen mit Anschriften und Telefon			
Bezugsfirma	Anschrift	Verpackung[a]	Testvehikel[a]
Dr. Brinkmann[b] Epicutane Kontaktallergene Reichsadlerapotheke	Postfach 210043 D-4300 Essen 1 Tel.: 0201-441385 442485	Polypropylen- Einmalspritzen 10 ml Inhalt: 5 ml Testsalbe	Vaselinum album DAB 8
Hermal-Chemie Kurt Herrmann Epicutan-Testserien	D-2057 Reinbeck bei Hamburg Tel.: 040-7225533 7226021	Polypropylen Einmalspritzen mit Polyaethylen- kolben 5 ml	Vaselinum album DAB 8
Hollister-Stier Kontaktallergene Tropon-Werke	Berliner Straße 156 D-5000 Köln 86 Tel.: 0221-6782482	Plastikfläschchen 5 ml	Vaseline (USP-Qualität)
TROLAB PATCH TEST ALLERGENS durch A. M. B. MASER GmbH Allergie und Medizinalbedarf	Rathausstraße 15 D-4690 Herne 2 Tel.: 02325-75558	Polypropylen- Einmalspritzen 5 ml	Petrolatum Ph. Nord 63

[a] Abweichungen für einzelne Substanzen s. Tabelle 23
[b] Versand nur auf individuelle Anforderung

Tabelle 23. Handelsübliche Testsubstanzen

Testsubstanz	Bezugsfirma	Nr.	Bezugsbezeichnung	Testkonzentration (%)
Acrylharzmonomer	Hollister-Stier	9.26	Acryl-Monomer	10
Adeps lanae → Lanolinalkohole				
2-Äthoxyäthyl-p-methoxycinnamat (Ph)	Trolab	1100	2-ethoxyethyl-p-methoxycinnamate	5
Äthylendiamin-Hydrochlorid[a]	Dr. Brinkmann	23	Ethylendiamin	1
	Hermal	G 6 LPK 12	Äthylendiamin	1
	Hollister-Stier	9.58	Äthylendiamin-dihydrochlorid	1
	Trolab	0027	ethylene diamine dihydrochloride	1
Alimemazintartrat (Ph)	Hermal	P 10	Alimemazin-tartrat	1
Amethocain → Tetracain				
p-Aminoazobenzol	Trolab	0501	p-aminoazobenzene	0,25
p-Aminodiphenylamin	Dr. Brinkmann	16	p-Aminodiphenylamin	0,25
	Hermal	F 1	p-Aminodiphenylamin-Hydrochlorid	0,25
	Trolab	0300	p-aminodiphenylamine	0,25
p-Aminomethylbenzolsufonamid → Mafenid				
Ammoniumthioglykolat	Hermal	F 4	Ammoniumthioglykolat	1
Ampicillin	Hermal	A 8	Ampicillin	5
Amylzimtaldehyd	Trolab	1303	amylcinnamaldehyde	2
Anaesthesin → Benzocain				
Atropin	Dr. Brinkmann	36	Atropinsulfat	1
Bacitracin	Hermal	A 3	Bacitracin	5
Bamipin-hydrochlorid (Ph)	Hermal	P 4	Bamipin-hydrochlorid	2
Benzalkoniumchlorid	Dr. Brinkmann	32	Benzalkoniumchlorid	0,01
	Hermal	DK 10	Benzalkoniumchlorid	0,1
	Hollister-Stier	9.53	Benzalkoniumchlorid	0,01

Tabelle 23 (Fortsetzung)

Testsubstanz	Bezugsfirma	Nr.	Bezugsbezeichnung	Testkonzentration (%)
Benzocain[a]	Dr. Brinkmann	15	Benzocain	5
	Hermal	S 2	Benzocain	5
	Hollister-Stier	9.42	Benzocain	5
	Trolab	0405	benzocaine	5
Tct. Benzoës	Dr. Brinkmann	45	Tct. Benzoës	10
Benzoin	Dr. Brinkmann	30	Benzoin	10
	Hollister-Stier	9.51	Benzoin-Tinktur	10
Benzoylperoxid	Dr. Brinkmann	21	Benzoylperoxid	1
	Hermal	LPK 7	Benzoylperoxid	0,5
	Trolab	0201	benzoylperoxide	1
Benzylalkohol	Dr. Brinkmann	28	Benzylalkohol	5
	Hollister-Stier	946	Benzylalkohol	5
Bithionol (Ph)	Dr. Brinkmann	46	Bithionol	1
	Trolab	0100	bithionol	1
Bromchlorsalicylanilid (Ph)	Hermal	P 2	5-Brom-4'chlorsalicylanilid	2
Bronopol	Trolab	0107	2-bromo-2-nitropropane-1,3-diol (bronopol)	1
p-tertiäres-Butyl-phenol[a]	Dr. Brinkmann	47	p-tert. Butylphenol	1
	Hermal	LPK 2	p-tert.-Butyl-phenol	1
	Hollister-Stier	9.37	p-tert. Butylphenol	2
p-tertiäres Butyl-phenol-[a] Formaldehyd-Kunstharz	Hermal	S 13	p-tert.-Butyl-phenol-Formaldehyd-Kunstharz	1
	Trolab	0902	p-tert.-butylphenol formaldehyde resin	1

Tabelle 23 (Fortsetzung)

Testsubstanz	Bezugsfirma	Nr.	Bezugsbezeichnung	Testkonzentration (%)
Carba-Mix[a]	Trolab	0026	carba-mix (1,3-diphenylguanidine, bis (diethyldithiocarbamato) zinc, bis (dibutyldithiocarbamato) zinc) 1% each	3
Cain-Mix[a]	Hollister-Stier	9.45	Cain Mix (Benzocain 1,7%, Cinchocain 0,3%, Cyclomethycain 0,3%)	2,3
	Trolab	0404	caine-mix (cinchocaine chloride 1% amethocaine chloride 1% benzocaine 5%)	7
Cetylpyridiniumchlorid	Hermal	DK 4	Cetylpyridiniumchlorid	0,1
Cetylstearylalkohol[a]	Dr. Brinkmann	24	Lanette O	20
	Hermal	S 15	Cetylstearylalkohol	20
	Trolab	1200	emulsifying wax (Die Wirksubstanz besteht aus 9 Teilen Cetylstearylalkohol und 1 Teil sulfonierte Natriumverbindungen des Cetylstearylalkohols bzw. 1 Teil Natriumlurylsulfat. Nach unserer Kenntnis ist lediglich Cetylstearylalkohol potentiell allergen)	20

Tabelle 23 (Fortsetzung)

Testsubstanz	Bezugsfirma	Nr.	Bezugsbezeichnung	Testkonzentration (%)
Chinin (Salze) (Ph)	Dr. Brinkmann	42	Chininhydrochlorid	1
	Hermal	A 4	Chininsulfat	5
Chinoform[a]	Dr. Brinkmann	48	jod-chlor-oxychinolin	5
	Hermal	S 19	Clioquinol	5
	Trolab	0015	chinoform	5
Chloracetamid	Hermal	DK 1	Chloracetamid	1
Chloramphenicol	Hermal	A 5	Chloramphenicol	2
Chlorchinaldol	Dr. Brinkmann	49	Chlorchinaldol	5
	Trolab	0104	chlorquinaldol	5
Chlorjodhydroxychinolin → Chinoform				
Chlorkresol	Dr. Brinkmann	33	Chlorkresol	2
	Hermal	DK 6	Chlorcresol	1
	Hollister-Stier	9.54	Chlorkresol	2
	Trolab	0105	p-chloro-m-cresol	2
Chlorophenotan	Trolab	0703	DDT (dichlorodiphenyltrichlorethane)	1
Chlorphenoxamin Hydrochlorid (Ph)	Hermal	P 9	Chlorphenoxamin Hydrochlorid	1,5
Chlorpromazin Hydrochlorid (Ph)	Hermal	A 11	Chlorpromazin-Hydrochlorid	0,5
	Hermal	P 1	Chlorpromazin-Hydrochlorid	2
	Trolab	1202	chlorpromazine chloride	1
Chlorxylenol	Hermal	DK 9	Chlorxylenol	1
	Hollister-Stier	9.57	p-Chlor-m-xylenol (PCM X)	2
	Trolab	0106	p-chloro-m-xylenol	2
Cinchocain Hydrochlorid	Trolab	0401	cinchocaine chloride	1
Cobalt → Kobalt (Salze)				
Colophonium → Kolophonium				

Tabelle 23 (Fortsetzung)

Testsubstanz	Bezugsfirma	Nr.	Bezugsbezeichnung	Testkonzentration (%)
N-Cyclohexyl-2-benzothiazol-sulfenamid	Hermal	G 1	N-Cyclohexyl-2-benzothiazyl-sulfenamid	1
	Trolab	1000	N-cyclohexylbenzothiazylsulphen-amide (CBS)	1
DDT → Chlorophenotan				
4,4'-Diaminodiphenylmethan	Hermal	LPK 6	Diaminodiphenylmethan	0,5
	Trolab	0906	diaminodiphenylmethane (epoxy curing agent)	0,5
Dibenzothiazoldisulfid	Trolab	1014	dibenzothiazyldisulfide (MBTS)	1
Di-β-naphtyl-p-phenylendiamin	Trolab	1018	di-beta-naphtyl-p-phenylene-diamine (DBNPD)	1
Dibucain → Cinchocain				
Dibutylphthalat	Hermal	LPK 3	Dibutylphthalat	5
	Trolab	0903	dibutyl phthalate	5
Dichlorophen (Ph)	Hermal	DK 5	Dichlorophen	0,5
	Hollister-Stier	9.48	Dichlorophen	1
Dichromat[a]	Dr. Brinkmann	2	Kaliumdichromat	0,5
	Hermal	S 1	Kaliumdichromat	0,5
	Hermal	S 8	Kaliumdichromat	0,1
	Hollister-Stier	9.30	Kaliumdichromat	0,5
	Trolab	0001	potassium dichromate ($K_2Cr_2O_7$)	0,5
Dihydroxymethyl-melamin-äther	Trolab	1401	etherified methylol melamine (70%)	10
Dihydroxymethyl-methoxy-propylen-Harnstoff	Trolab	1402	dimethylol-methoxy-propylene urea (50%)	10

Tabelle 23 (Fortsetzung)

Testsubstanz	Bezugsfirma	Nr.	Bezugsbezeichnung	Testkonzentration (%)
Dihydroxymethyl-dihydroxy-äthylen-Harnstoff	Trolab	1403	dimethylol-dihydroxy-ethylene urea (45%)	10
Dinitrophenol	Hermal	LPK 10	Dinitrophenol	1
4,4' Dioxydiphenyl (DOD)	Trolab	1005	4,4'-dihydroxydiphenyl (DOD)	0,2
Dipentamethylthiuramdisulfid	Trolab	1017	dipentamethylenethiuramdisulfide (PTD)	1
1,3-Diphenylguanidin	Dr. Brinkmann	50	1,3 Diphenylguanidin	1
	Hermal	G 3	1,3-Diphenylguanidin	1
	Trolab	1002	1,3-diphenylguanidine (DPG)	1
Diphenyl-p-phenylendiamin	Trolab	1013	diphenyl-p-phenylenediamine (DPPD)	1
Dispers-Gelb	Trolab	0503	disperse yellow 3	1
Dispers-Orange	Trolab	0502	disperse orange 3	1
Duftstoff-Mix[a]	Trolab	0029	fragrance-mix (cinnamyl alcohol 2%, cinnamaldehyde 2%, eugenol 2%, amylcinnamaldehyde 2%, hydroxycitronellal 2%, geraniol 2%, isoeugenol 2%, oak moss absolute 2%)	16
Emulgatorwachs (emulsifying wax) → Cetylstearylalkohol				
Eichenmoos	Trolab	1307	oak moss absolute	2

Tabelle 23 (Fortsetzung)

Testsubstanz	Bezugsfirma	Nr.	Bezugsbezeichnung	Testkonzentration (%)
Epoxid-Harz[a]	Dr. Brinkmann	51	Epoxy resin	1
	Hermal	S 20	Expoxidharz	1
	Hollister-Stier	9.27	Epoxidharz	1
	Trolab	0021	epoxy resin	1
Ethoform → Benzocain				
Eucerinum anhydricum[a]	Dr. Brinkmann	11	Eucerin anhydricum	100
	Hermal	S 6	Eucerin	100
Eugenol	Trolab	1302	eugenol	2
Farbfilmentwickler C.D.2.	Trolab	0803	C.D.2. colour developer	1
Farbfilmentwickler C.D.3.	Trolab	0804	C.D.3. colour developer	1
Formaldehyd[a]	Dr. Brinkmann	4	Formaldehyd	1
	Hermal	S 4	Formaldehyd	2
	Hollister-Stier	939	Formaldehyd	2
	Trolab	0004	formaldehyde (in water)	2
Framycetin	Hermal	A 6	Framycetinsulfat	10
Furacin → Nitrofural				
Furosemid (Ph)	Hermal	P 5	Furosemid	1
Gammabenzini hexachloridum → Hexachlorcyclohexan				
Gentamycin	Dr. Brinkmann	52	Gentamycinsulfat	20
	Hermal	A 7	Gentamycinsulfat	10
Geraniol	Trolab	1305	geraniol	2
Germall 115 → Imidazolidinyl Harnstoff				
Glutaraldehyd	Dr. Brinkmann	27	Glutaraldehyd	2
	Hollister-Stier	9.38	Glutaraldehyd	2

Tabelle 23 (Fortsetzung)

Testsubstanz	Bezugsfirma	Nr.	Bezugsbezeichnung	Testkonzentration (%)
Hexachlorcyclohexan	Trolab	0702	lindane	1
Hexachlorophen (Ph)	Dr. Brinkmann	31	Hexachlorophen	1
	Hermal	DK 3	Hexachlorophen	0,5
	Hermal	P 8	Hexachlorophen	3
	Hollister-Stier	9.52	Hexachlorophen	1
	Trolab	0101	hexachlorophene	1
Hexamethylentetramin	Hermal	G 4	Hexamethylentetramin	1
	Trolab	1007	hexamethylenetetramine (methenamine)	1
Hexylresorcin	Dr. Brinkmann	38	Hexylresorcin	0,5
	Hermal	DK 8	Hexylresorcin	0,25
Holzteere (Mix)	Trolab	0019	wood tars (pine, beach, juniper, birch) 3% each (Fichten-, Buchen-, Wacholder-, Birkenteer)	12
Hydrargyrum bichloratum → Quecksilber(salze)				
Hydrazinsulfat	Trolab	0802	hydrazine sulfate	1
Hydrochinon	Dr. Brinkmann	40	Hydrochinon	1
	Hermal	LPK 8	Hydrochinon	1
	Trolab	0800	hydroquinone	1
Hydrochinonmonobenzyläther	Hermal	G 2	Hydrochinonmonobenzyläther	1
	Trolab	1001	hydroquinone monobenzylether	1
p-Hydroxybenzoesäureester → Parabene				
Hydroxycitronellal	Trolab	1304	hydroxycitronellal	2

Tabelle 23 (Fortsetzung)

Testsubstanz	Bezugsfirma	Nr.	Bezugsbezeichnung	Testkonzentration (%)
Hydroxymethylharnstoff	Trolab	1400	methylol urea (100%)	10
Imidazolidinyl-Harnstoff[a]	Trolab	0109	imidazolidinyl urea (germall 115)	2
Isobutyl-p-aminobenzoat (Ph)	Trolab	1101	isobutyl-p-aminobenzoate	5
Isoeugenol	Trolab	1306	isoeugenol	2
Isopropylmyristat	Dr. Brinkmann	34	Isopropylmyristat	2
	Hermal	SE 2	Isopropylmyristat	10
	Hollister-Stier	9.56	Isopropylmyristat	2
	Trolab	1201	isopropyl myristate	20
Kanamycin	Hermal	A 9	Kanamycinsulfat	10
Kobaltsalze[a]	Dr. Brinkmann	9	Kobaltchlorid	5
	Hermal	S 11	Kobaltsulfat	2,5
	Hollister-Stier	9.24	Kobaltsulfat	2,3
	Trolab	0002	Cobalt chloride ($Co\,Cl_2 \cdot 6H_2O$)	1
Kolophonium[a]	Dr. Brinkmann	8	Colophonium	10
	Hermal	S 12	Kolophonium	20
	Trolab	0017	colophony	20
Lanette O → Cetylstearylalkohol				
Lanolinalkohole[a]	Dr. Brinkmann	5	Wollwachsalkohole	30
	Hermal	S 5	Adeps lanae	30
	Hollister-Stier	9.41	Lanolin	100
	Hollister-Stier	9.43	Wollwachsalkohol	30
	Trolab	0020	wool alcohols	30
Lindan → Hexachlorcyclohexan				
Mafenid[a]	Dr. Brinkmann	3	Mafenid	10

Tabelle 23 (Fortsetzung)

Testsubstanz	Bezugsfirma	Nr.	Bezugsbezeichnung	Testkonzentration (%)
	Hermal	S 16	Mafenid	10
Malathion	Trolab	0701	malathion	0,5
Marfanil → Mafenid				
Mercuriverbindungen → Quecksilber(verbindungen)				
Menthol	Hermal	A 1	Menthol	1
2-Mercaptobenzimidazol	Trolab	1006	2-mercaptobenzimidazole	1
2-Mercaptobenzothiazol (MBT)[a]	Dr. Brinkmann	14	Mercaptobenzothiazol	2
	Hollister-Stier	9.34	Mercaptobenzothiazol	2
	Trolab	1010	mercaptobenzothiazole (MBT)	2
Mercapto-mix[a]	Hollister-Stier	9.25	Mercapto-Mix (Mercaptobenzothiazol 0,25%, N-Cyclohexyl-2-benzothiazolsulfenamid 0,25%, 2,2-Benzothiazyldisulfid 0,25%, 4-Morpholinyl-2-benzothiazyldisulfid 0,25%)	1
	Trolab	0022	mercapto-mix (N-cyclohexylbenzothiazylsulphenamide, mercaptobenzothiazole, dibenzothiazyldisulfide, morpholinylmercaptobenzothiazole) 0,5% each	2
Merthiolat → Thiomersal				
Methenamin → Hexamethylentetramin				

Tabelle 23 (Fortsetzung)

Testsubstanz	Bezugsfirma	Nr.	Bezugsbezeichnung	Testkonzentration (%)
p-Methylaminophenolsulfat	Dr. Brinkmann	41	p-Methylaminophenolsulfat	1
	Trolab	0801	p-methylaminophenol sulfate (metol)	1
2,2-Methylen-bis (4-methyl-6-tertiär = butylphenol)	Dr. Brinkmann	53	2,2-Methylen-bis (4-methyl-6-tertiär = butylphenol	1
Methylsalicylat	Hermal	A 17	Methylsalicylat	2
Metol → Methylaminophenolsulfat				
Morpholinylmercaptobenzothiazol	Trolab	1015	morpholinylmercaptobenzothiazole (MOR)	1
Naphtyl-Mix	Trolab	0025	naphtylmix (phenyl-beta-naphtylamine di-beta-naphtyl-p-phenylenediamine (0,5% each	1
Neomycin[a]	Dr. Brinkmann	1	Neomycinsulfat	20
	Hermal	St 7	Neomycinsulfat	20
	Hollister-Stier	9.50	Neomycin Sulfat	20
	Trolab	0010	neomycin sulfate	20
Nercain → Cinchocain				
Nickel(sulfat)[a]	Dr. Brinkmann	12	Nickelsulfat	5
	Hermal	S 10	Nickelsulfat	2,5
	Hollister-Stier	9.21	Nickelsulfat	2,5
	Trolab	0003	nickel sulfate ($Ni\ SO_4 \cdot 6H_2O$)	5
Nitrofural	Dr. Brinkmann	44	Nitrofurazon	1
	Hermal	A 16	Nitrofurazon	1

Tabelle 23 (Fortsetzung)

Testsubstanz	Bezugsfirma	Nr.	Bezugsbezeichnung	Testkonzentration (%)
Nitrofurazon → Nitrofural				
o-Nitro-p-phenylendiamin	Hermal	F 2	o-Nitro-p-phenylendiamin	2
	Trolab	0301	o-nitro-p-phenylene-diamine	2
Novocain → Procain				
Nupercain → Cinchocain				
Palladium-II-Chlorid	Dr. Brinkmann	61	Palladium-II-Chlorid (in Wasser)	2
Pantocain → Tetracain				
Platinium-II-Chlorid	Dr. Brinkmann	62	Platinium-II-Chlorid (in Wasser)	2
Parabene (Mix)[a]	Dr. Brinkmann	11	p-Hydroxybenzoesäureester (Methylester 5%, Propylester 5%)	10
	Dr. Brinkmann	54	Paraben-Mix (Methylester 3%, Aethylester 3%, Benzylester 3%, Butylester 3%, Propylester 3%)	15
	Hollister-Stier	9.44	Paraben Mix (Methyl-p-hydroxybenzoat 3%, Äthyl-p-hydroxybenzoat 3%, Propyl-p-hydroxybenzoat 3%, Benzyl-p-hydroxybenzoat 3%, Butyl-p-hydroxybenzoat 3%)	15
	Trolab	0012	parabens (methyl-, ethyl-, propyl-, butyl-, benzyl-) 3% each	15

Tabelle 23 (Fortsetzung)

Testsubstanz	Bezugsfirma	Nr.	Bezugsbezeichnung	Testkonzentration (%)
Pellidol	Dr. Brinkmann	13	Pellidol	2
Penicillin-G-Natrium	Dr. Brinkmann	55	Penicillin-G-Natrium 1 Mill. I. E. %	
	Hermal	A 10	Penicillin-G-Na-Salz 10000 IE/ml	
Pentachlorphenol	Hermal	LPK 9	Pentachlorphenol	1
Perubalsam[a]	Dr. Brinkmann	17	Perubalsam	25
	Hermal	S 9	Perubalsam	25
	Hollister-Stier	9.36	Perubalsam	25
	Trolab	0008	balsam of peru	25
Phenol-Formaldehyd Kunstharz	Hermal	LPK 1	Phenolformaldehydharz	5
	Trolab	0901	phenol formaldehyde resin	5
Phenyl-β-naphtylamin	Trolab	1003	phenyl-beta-naphtylamine (PBN)	1
N-Phenyl-cyclohexyl-p-phenylendiamin	Dr. Brinkmann	56	N-Phenyl-cyclohexyl-p-phenylendiamin	1
	Trolab	1012	phenylcyclohexyl-p-phenylenediamine (CPPD)	1
p-Phenylendiamin[a]	Dr. Brinkmann	6	Phenylendiamin	1
	Hermal	S 14 F 5 LPK 11	p-Phenylendiamin	1
	Hollister-Stier	9.33	p-Phenylendiamin	1
	Trolab	0005	p-phenylenediamine (PPD)	1
Phenylisopropyl-p-phenylendiamin[a]	Hermal	S 18	N-Phenyl-N'-isopropyl-p-phenylendiamin	1
	Hollister-Stier	9.35	N-Isopropyl-N'-phenyl-p-phenylendiamin	0,1
	Trolab	1004	isopropylaminodiphenylamine (IPPD)	0,1

Tabelle 23 (Fortsetzung)

Testsubstanz	Bezugsfirma	Nr.	Bezugsbezeichnung	Testkonzentration (%)
Phenylmercurisalze	Dr. Brinkmann	19	Phenylmercuriborat	0,025
	Dr. Brinkmann	29	Phenylquecksilberacetat	0,05
	Hermal	DK 7	Phenylquecksilberborat	0,05
	Hollister-Stier	9.49	Phenylquecksilberacetat	0,05
	Trolab	0601	phenylmercuric nitrate	0,05
Polyaethylenglykol	Hermal	SE 1	Polyaethylenglykolsalbe (Polyaethylenglykol 300–1500 : 1 : 1)	100
Polypropylen glykol	Dr. Brinkmann	26	Propylenglykol	10
	Hermal	SE 3	Propylenglykol	5
	Hollister-Stier	9.32	Propylenglykol	10
PPD-Mix	Hollister-Stier	9.28	PPD Mix (N-Phenyl-N-cyclohexyl-p-phenylendiamin 0,25%, N-Isopropyl-N-phenyl-p-phenylendiamin 0,1%, N,N'-Diphenyl-p-phenylendiamin 0,25%)	0,6
	Trolab	0024	PPD-Mix (isopropylaminodiphenylamine 0,1%, phenylcyclohexyl-p-phenylenediamine 0,25%, diphenyl-p-phenylene diamine 0,25%)	0,6
Procain	Dr. Brinkmann	37	Procainchlorid	1
	Trolab	0400	procaine chloride	1

Tabelle 23 (Fortsetzung)

Testsubstanz	Bezugsfirma	Nr.	Bezugsbezeichnung	Testkonzentration (%)
Promethazin (Ph)	Hermal	A 12	Promethazin-Hydrochlorid	2,5
	Hermal	P 3	Promethazin-Hydrochlorid	2,5
Pyribenzamin → Triprillenamin				
Quaternium 15	Trolab	0108	cis-1-(3-chlorallyl)-3,5,7-triaza-1-aziona-adamantane chloride (quaternium 15)	2
Quecksilber(salze)[a]	Dr. Brinkmann	25	Quecksilberammoniumchlorid	1
	Dr. Brinkmann	7	Hydrargyrum bichloratum	0,1
	Hollister-Stier	9.31	Quecksilberammoniumchlorid	1
	Trolab	0603	mercury	0,5
	Trolab	0602	ammoniated mercury	1
Resorcin	Dr. Brinkmann	39	Resorcin	2
	Trolab	0302	resorcinol	2
Sorbinsäure	Dr. Brinkmann	35	Sorbinsäure	5
	Hermal	DK 2	Sorbinsäure	2
	Hollister-Stier	9.59	Sorbinsäure	5
Steinkohlenteer	Trolab	1203	coal tar	5
Sterosan → Chlorchinaldol				
Streptomycin	Hermal	A 13	Streptomycinsulfat	5
Sublimat → Quecksilber(salze)				
Sulfanilamid (Ph)	Hermal	P 7	Sulfanilamid	10
Sulfisomidin	Hermal	A 2	Sulfisomidin	10
Terpentin	Dr. Brinkmann	18	Terpentin	10
	Hollister-Stier	9.22	Terpentin	10

Tabelle 23 (Fortsetzung)

Testsubstanz	Bezugsfirma	Nr.	Bezugsbezeichnung	Testkonzentration (%)
Tetraaethylthiuramdisulfid	Dr. Brinkmann	57	Tetraäthylthiuramdisulfid	1
	Trolab	1016	tetraethylthiuramdisulfide (TETD)	1
Tetracain	Dr. Brinkmann	43	Pantocainhydrochlorid	1
	Hermal	A 15	Tetracainhydrochlorid	0,5
	Trolab	0402	amethocaine chloride (tetracaine, pantocain)	1
Tetrachlorsalicylanilid (Ph)	Trolab	0102	tetrachlorosalicylanilide (TCSA)	0,1
Tetracyklin	Hermal	A 14	Tetracyclin-Hydrochlorid	2
Tetramethylthiuramdisulfid (TMTD)[a]	Dr. Brinkmann	58	Tetramethylthiuramdisulfid	1
	Hermal	S 3	Tetramethylthiuramdisulfid	1
	Trolab	1011	tetramethylthiuramdisulfide (TMTD)	1
Tetramethylthiurammonosulfid (TMTM)	Dr. Brinkmann	59	Tetramethylthiurammonosulfid	1
	Trolab	1008	tetramethylthiurammonosulfide (TMTM)	1
Thiomersal	Hollister-Stier	9.47	Thimerosal (Thiomersal)	0,1
	Trolab	0600	thiomersal (thiomersalate, merthiolate)	0,1
Thiuram-Mix[a]	Dr. Brinkmann	60	Thiuram-Mix (Tetraäthylthiuramdisulfid 0,25%, Tetramethylthiuramdisulfid 0,25%, Tetramethylthiurammonosulfid 0,25%, Dipentamethylenthiuramdisulfid 0,25%)	1

Tabelle 23 (Fortsetzung)

Testsubstanz	Bezugsfirma	Nr.	Bezugsbezeichnung	Testkonzentration (%)
	Hollister-Stier	9.23	Thiuram-Mix (Tetramethylthiuramdisulfid 0,25%, Tetramethylthiurammonosulfid 0,25%, Tetraäthylthiuramdisulfid 0,25%, Dipentamethylenthiuramdisulfid 0,25%)	1
	Trolab	0023	thiuram-mix (tetramethylthiurammonosulfid, tetramethylthiuramdisulfide, tetraethylthiuramdisulfide, dipenta methylene thiuramdisulfide) 0,25% each	1 1
p-Toluylendiamin	Hermal	F 3	p-Toluylendiamin	1
	Trolab	0303	p-toluolenediamine sulfate	1
Toluylensulfonamidformaldehyd Kunstharz	Trolab	0908	toluene sulphonamide formaldehyde resin (80%)	10
Triäthanolamin	Hermal	SE 4	Triäthanolamin	5
Triäthylentetramin	Hermal	LPK 5	Triäthylentetramin	0,5
	Hollister-Stier	9.29	Triäthylentetramin	0,5
	Trolab	0905	triethylenetetramine (epoxy curing agent)	0,5
Tribromsalicylanilid (Ph)	Hermal	P 6	Tribromsalan	1
	Trolab	0103	tribromosalicylanilide	1
Trikresylphosphat (TCP)	Hermal	LPK 4	Trikresylphosphat	5

Tabelle 23 (Fortsetzung)

Testsubstanz	Bezugsfirma	Nr.	Bezugsbezeichnung	Testkonzentration (%)
	Trolab	0904	tricresyl phosphate (tritolyl phosphate)	5
Vaseline (zur Kontroll- oder Leertestung)	Dr. Brinkmann	20	Vaseline Kontrolle	100
	Hollister-Stier	9.40, 9.60	Vaseline Kontrolle	100
	Trolab	9999	petrolatum	100
Vioform → Chinoform				
Wollalkohole → Lanolinalkohole				
Wollwachsalkohole → Lanolinalkohole				
Zimtaldehyd	Dr. Brinkmann	22	Zimtaldehyd	2
	Hollister-Stier	9.55	Zimtaldehyd	2
	Trolab	1301	cinnamaldehyde	2
Zimtalkohol	Trolab	1300	cinnamyl alcohol	2
Zimtöl	Trolab	0200	cinnamon oil	0,5
Zink-äthylen-bis (-dithiocarbamat)	Trolab	0700	zineb (ethylenebis (dithiocarbamato) zinc)	1
Zinkdiäthyldithiocarbamat	Trolab	1009	bis (diethyldithiocarbamato) zinc (ZDC)	1
Zinkdibutyldithiocarbamat	Hermal	G 5	Zinkdibutyldithiocarbamat	1
	Trolab	1019	bis (dibutyldithiocarbamato) zinc (ZBC)	1

[a]In einem der empfohlenen Standardtests enthalten

10 Vorgang einer Epicutantestung (Schema)

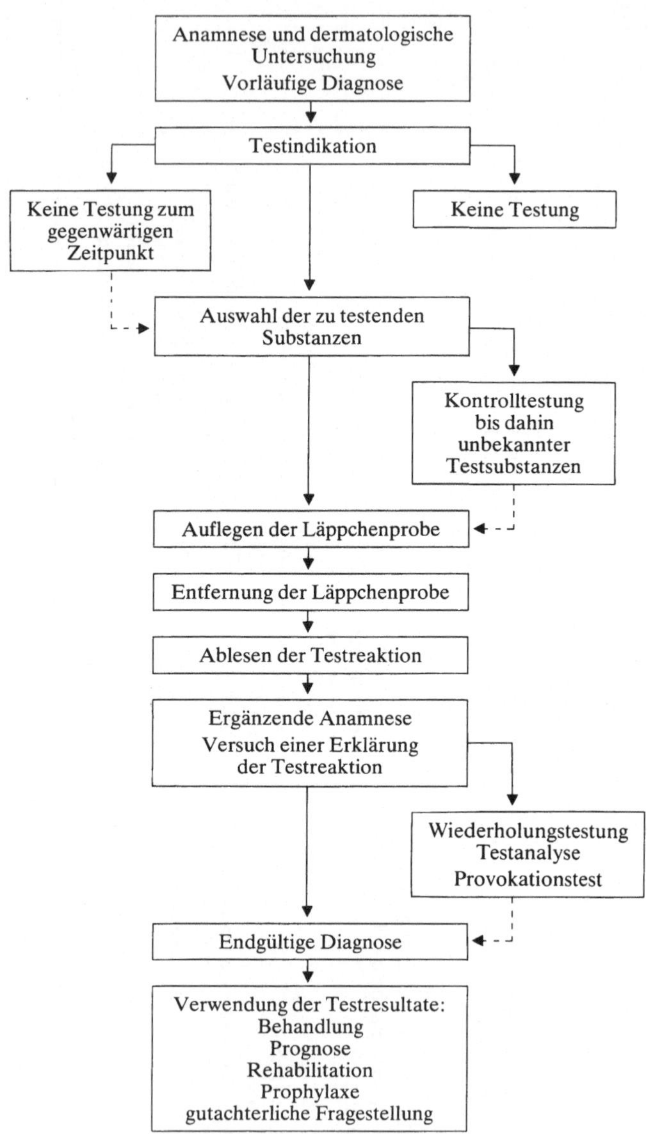

11 Weiterführende Literatur

ADAMS, R. M.: Occupational Contact Dermatitis. Philadelphia and Toronto: J. B. Lippincott Company. 1969.

BANDMANN, H.-J., DOHN, W.: Die Epicutantestung. München: J. F. Bergmann. 1967.

BLOCH, B.: Ekzem und Überempfindlichkeit. Schweiz. med. Wschr. **4**, 629 (1923).

COOKE, R. A.: Quoted by COCA, A. F.: Studies in Specific Hypersensitiveness. J. Immunol. **7**, 193 (1922).

CRONIN, E.: Contact Dermatitis. Edinburgh, London New York: Churchill Livingstone. 1980.

FISHER, A. A.: Contact Dermatitis. Second Edition. Philadelphia: Lea and Febiger. 1973.

FOUSSEREAU, J., BENEZRA, C., MAIBACH, H. I.: Occupational Contact Dermatitis. Clinical and Chemical Aspects. Copenhagen: Munksgaard. 1982.

FREGERT, S.: Kontaktdermatitis. Stuttgart, New York: Georg Thieme 1982.

FREGERT, S., HJORTH, N., MAGNUSSON, B., BANDMANN, H.-J., CALNAN, C. D., CRONIN, E., MALTEN, K., MENEGHINI, C. L., PIRILÄ, V., WILKINSON, D. S.: Epidemiology of Contact Dermatitis. Trans. St. John's Hosp. derm. Soc. **55**, 17 (1969).

HJORTH, N.: Eczematous Allergy to Balsams. Acta derm.-Venereol. (Stockh.) Suppl. 46, 1961.

HJORTH, N., FREGERT, S.: Contact Dermatitis. In: Textbook of Dermatology, edited by ROOK, A., WILKINSON, D. S., EBLING, F. J. G., Third edition, Oxford, London, Edinburgh, Melbourne. Blackwell Scientific Publications. 1979.

IPPEN, H.: Index Pharmakorum. Stuttgart: Georg Thieme. 1968.

JADASSOHN, J.: Verhandl. Deutsch. Dermat. Gesellsch. Fünfter Congress (1895), 1896, 103.

MALTEN, K. E., NATER, J. P., VAN KETEL, W. G.: Patch Testing Guidelines. Nijmegen: Dekker and van de Vegt. 1976.

MALTEN, K. E., ZIELHUIS, R. L.: Industrial Toxicology and Dermatology in the Production and Processing of Plastics. Amsterdam, London, New York: Elsevier Publishing Company. 1964.

Römpp, H.: Chemielexikon. 8. Auflage. Stuttgart: Franckh'sche Verlagshandlung. 1982.

Schultheiss, E.: Gummi und Ekzem. Aulendorf i. W.: Editio Cantor. 1958.

Schulz, K. H.: Berufsdermatosen. In: Dermatologie und Venerologie Bd. V/1. Herausgeg. v. Gottron, H. A., Schönfeld, W., Stuttgart: Georg Thieme. 1963.

Sulzberger, M. B.: Dermatologic Allergy. Springfield: Ch. C. Thomas Publ. 1940.

Wilkinson, D. S., Fregert, S., Magnusson, B., Bandmann, H.-J., Calnan, C. D., Cronin, E., Hjorth, N., Maibach, H. J., Malten, K. E., Meneghini, C. L., Pirilä, V.: Terminology of Contact Dermatitis. Acta derm.-venereol. (Stockh.) **50**, 287 (1970).

12 Sachverzeichnis

Kliniktaschenbücher

Eine Auswahl

H.-H. v. Albert: **Vom neurologischen Symptom zur Diagnose.** Differentialdiagnostische Leitprogramme. Mit Geleitworten von G. Bodechtel, F. Marguth. 2., verbesserte Auflage 1981. 6 Abbildungen. XIII, 284 Seiten. DM 29,80. ISBN 3-540-10497-6

G. Friese, A. Völcker: **Leitfaden für den klinischen Assistenten.** 3., neubearbeitete Auflage 1981. 27 Abbildungen. VIII, 184 Seiten. DM 28,–. ISBN 3-540-10765-7

M. Daunderer, N. Weger: **Vehrgiftungen.** Erste-Hilfe-Maßnahmen des behandelnden Arztes. 3., neubearbeitete Auflage 1982. 15 Abbildungen und ein Verzeichnis der Gifte. XI, 233 Seiten. DM 28,–. ISBN 3-540-11093-3

P. J. Keller: **Hormonale Störungen in der Gynäkologie.** Diagnostik und Behandlung. 2., korrigierte Auflage 1980. 89 Abbildungen, 9 Tabellen. XI, 148 Seiten. DM 22,–. ISBN 3-540-09791-0

A. Luger: **Cytostatica in der Dermatologie.** Indikation – Kontraindikation – Nebenwirkungen. Mit einem Geleitwort von T. Nasemann. 1977. 29 Abbildungen, 10 Tabellen. XII, 194 Seiten. DM 26,–. ISBN 3-540-08040-0

H. Marx: **Differentialdiagnostische Leitprogramme in der Inneren Medizin.** Procedere. Unter Mitarbeit von F. Anschütz, H. Bethge, W. Firnhaber, D. Höffler, T. Pfleiderer, K. Walter. 2., korrigierte Auflage 1980. X, 265 Seiten. DM 23,–. ISBN 3-540-09794-5

S. Nolting, K.-J. Fegeler: **Medizinische Mykologie.** 1982. 80 Abbildungen. Etwa 190 Seiten. DM 28,–. ISBN 3-540-11777-6

W. Raab: **Mykosebehandlung mit Imidazolderivaten.** 1978. 41 Abbildungen. 19 Tabellen. XVI, 195 Seiten. DM 22,–. ISBN 3-540-08806-7

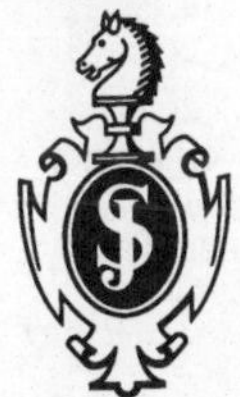

Springer-Verlag
Berlin Heidelberg New York